Audrey Leblanc
Audrey Malfione

LE guide des couples infertiles

ker éditions

Le succès, c'est d'aller d'échec en échec
sans perdre son enthousiasme.
Winston Churchill

Introduction

Il était une fois deux filles superbes qui avaient décidé d'écrire un livre pédagogique, drôle et sans pathos sur l'infertilité. L'histoire a commencé quand toutes deux ont appris que leur couple devait se préparer à de sérieuses difficultés pour mettre en route la prochaine génération. À l'heure de la crise, de la fin prochaine des énergies fossiles et de la disparition des ours polaires sur leur banquise qui fond comme neige au soleil (ha ha, elle est drôle celle-là), on pourrait s'interroger sur l'opportunité de vouloir mettre en route une prochaine génération. Mais là n'est pas le sujet.

Ce qui les intéresse, c'est de faire comme presque tout le monde : pondre un gosse (voire même plusieurs) et se dépatouiller dans cet univers un peu flippant qu'est l'aide médicale à la procréation (qui, contrairement à la légende, n'est pas réservée aux sexagénaires désireuses de procréer). Et pour que tout le monde ne galère pas autant qu'elles, elles ont décidé d'écrire un guide pratique dans l'idée de répondre aux innombrables questions que suscite un tel parcours : « Est-ce qu'un jour, ça va marcher ? Quelle épilation choisir avant une insémination artificielle ? Pourquoi la terre entière a-t-elle décidé de se reproduire pile au moment où on galère ? » Ce parcours AMP a été illustré par les soins d'Audrey Malfione (car parfois, un dessin vaut mieux que de longs discours) et écrit par Audrey Leblanc (parce que des fois, c'est quand même intéressant les longs discours). Si une chose leur est devenue évidente au cours de leur aventure, c'est que l'humour est salvateur et qu'on peut parler de choses sérieuses sans être plombant.

Dans les médias comme ailleurs, vous entendrez souvent parler de Procréation Médicalement Assistée (PMA). Dans ce livre, nous lui avons préféré le terme d'Assistance Médicale à la Procréation (AMP pour les intimes). Pour la simple et bonne raison qu'en France, il s'agit du terme officiel (et parce que nous sommes un peu snobs, c'est vrai). De toute manière, il s'agit de la même chose, à savoir l'ensemble des techniques destinées à aider les couples infertiles à faire des enfants. D'ailleurs, en Belgique, par exemple, on parle plus volontiers de PMA.

Audrey Leblanc et Audrey Malfione

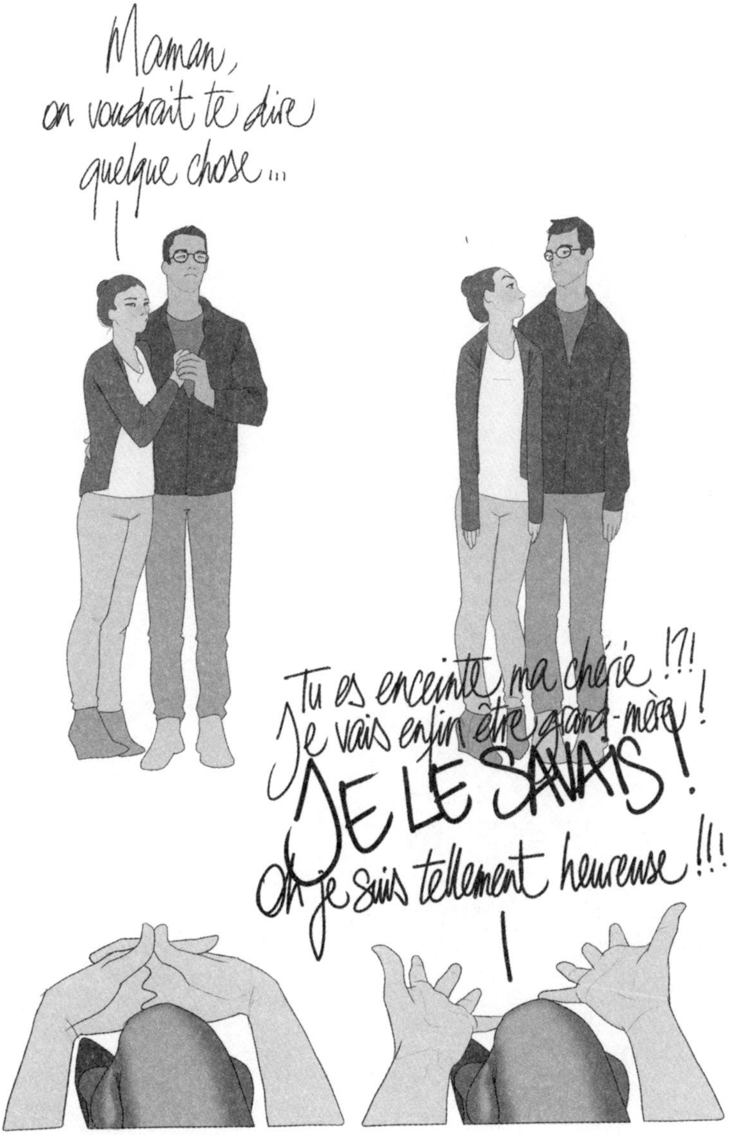
Maman, on voudrait te dire quelque chose...
Tu es enceinte ma chérie !?!
Je vais enfin être grand-mère !
JE LE SAVAIS !
Oh je suis tellement heureuse !!!

LES DIX COMMANDEMENTS DU COUPLE INFERTILE

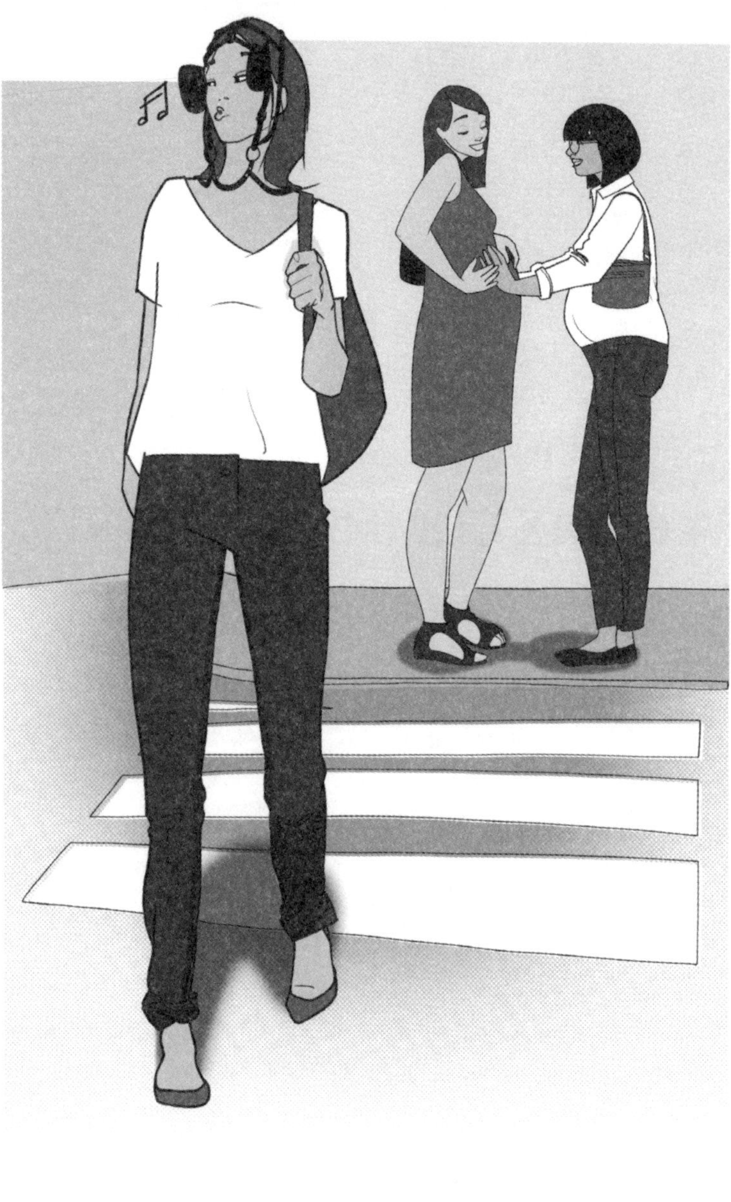

Premier commandement

DU TRI DANS VOS AMI(E)S, vous ferez. Ne gardez le contact qu'avec celles et ceux qui sont stériles, ménopausées, curés, gays ou zoophiles. Tous les autres, nous disons bien TOUS, vont se mettre à faire des gosses. À croire qu'ils attendaient d'apprendre que vous êtes infertiles pour s'y mettre. Les célibataires, les moches, les en-couple-depuis-quinze-jours, les en-couple-qui-se-séparent-tous-les-quinze jours, les toxicos, les alcoolos, les je-comprends-pas-pourtant-on-a-fait-attention, les je-veux-pas-de-gosses, les j'habite-encore-chez-mes-parents-et-j'ai-pas-de-travail, tous vont faire des gosses. Sauf vous.

Deuxième commandement

Votre compte Facebook, vous fermerez. Sachez que sous couvert de réseau social, Facebook est en réalité le Mal incarné. Déjà, toutes vos copines (ex-copines si vous avez suivi le conseil n° 1) y collent les photos de leurs mioches, de leur ventre rond mois après mois (certaines mettraient même des photos de la conception si elles pouvaient, histoire qu'on soit bien au courant de tout). Mais en plus, vous allez être inondées de pubs à propos de la grossesse et de la maternité. Au hasard : « Comment lui annoncer que vous êtes enceinte ? » C'est pas fait juste pour vous faire chier ça ? C'est pas pervers ?

Troisième commandement

Une longue liste d'excuses à donner à votre famille pour ne pas vous rendre aux réunions et autres fêtes familiales, vous préparerez. La famille, après les amis, est la deuxième plaie de l'infertile. À tous les coups, votre cousine Laurette — celle que vous n'avez jamais pu saquer — annoncera qu'elle est enceinte… Et à chaque fois, c'est la même chose. Après avoir chaudement félicité Laurette et son mari Jean-Louis (de quoi ? d'avoir trouvé le bon trou ?), tous les yeux se braquent sur vous et mémé Jeannette vous demande : « Et vous, c'est pour quand ? » Et comme elle est cardiaque, mémé, vous voulez la ménager. Du coup, vous vous empêtrez dans des explications vaseuses et tout le monde y va de son commentaire. « Les jeunes, aujourd'hui, ils ne pensent qu'à leur carrière… Traînez pas trop, vous n'avez pas toute la vie… Moi, à ton âge, j'attendais mon troisième… Hé, vous savez comment on fait les bébés, hein (rire graveleux) ? »

Quatrième commandement

Votre pudeur au placard, vous mettrez et dans votre dignité, vous vous draperez. Car la dignité, après vous être désapée devant tous les gynécos, radiologues et autres médecins que compte votre coin de France ou de Belgique, c'est tout ce qu'il vous restera. N'hésitez pas à prendre un abonnement chez votre esthéticienne de façon à être toujours présentable. C'est toujours ça de pris. Parce qu'être cul nu, les jambes écartées et les pieds dans les étriers, ce n'est pas ce qu'il y a de mieux pour votre dignité.

Cinquième commandement

Un compte bancaire bien garni et une bonne mutuelle santé, vous aurez. Parce qu'avant d'être pris en charge à 100 % par la Sécu, il va falloir faire l'avance des frais[1]. Et ça coûte cher. D'autant que certains examens ne sont pas remboursés. Et les gynécos aiment bien les dépassements d'honoraires (c'est normal, ils font un travail stressant, eux, ils ne peuvent pas passer leurs vacances à La Grande-Motte comme tout le monde, ils ont besoin du sable fin et de la mer turquoise des Seychelles). Et puis, quand vous serez enfin enceinte, sachez qu'il y a une chance non négligeable pour que vous attendiez des jumeaux. Et vous savez combien ça coûte, une poussette double ? Soyez prévoyants si vous ne voulez pas finir sous les ponts. É-CO-NO-MI-SEZ !

Sixième commandement

Dans les actions Kleenex, vous investirez. Quand on sait qu'un couple sur six consulte pour des problèmes de fertilité, ça en fait des larmes à sécher et des nez à moucher (sans même tenir compte des annonces de maladies graves, de décès, de licenciements, de divorces qui font

1 Notez qu'en Belgique, à ce sujet, les choses sont un peu plus simples : une fois le diagnostic d'infertilité posé et votre dossier validé par le médecin-conseil de votre mutuelle, ce qui prend en moyenne deux semaines, la mutuelle prendra en charge une large partie des frais, si bien que vous ne devrez généralement payer que votre quote-part, sans avance des frais (sauf pour les visites chez le gynéco, mais là, vous avez l'habitude).

aussi beaucoup pour l'industrie du mouchoir en papier). On vous le dit, Kleenex a encore de beaux jours devant lui. Et comme vous avez besoin de thunes… C.Q.F.D.

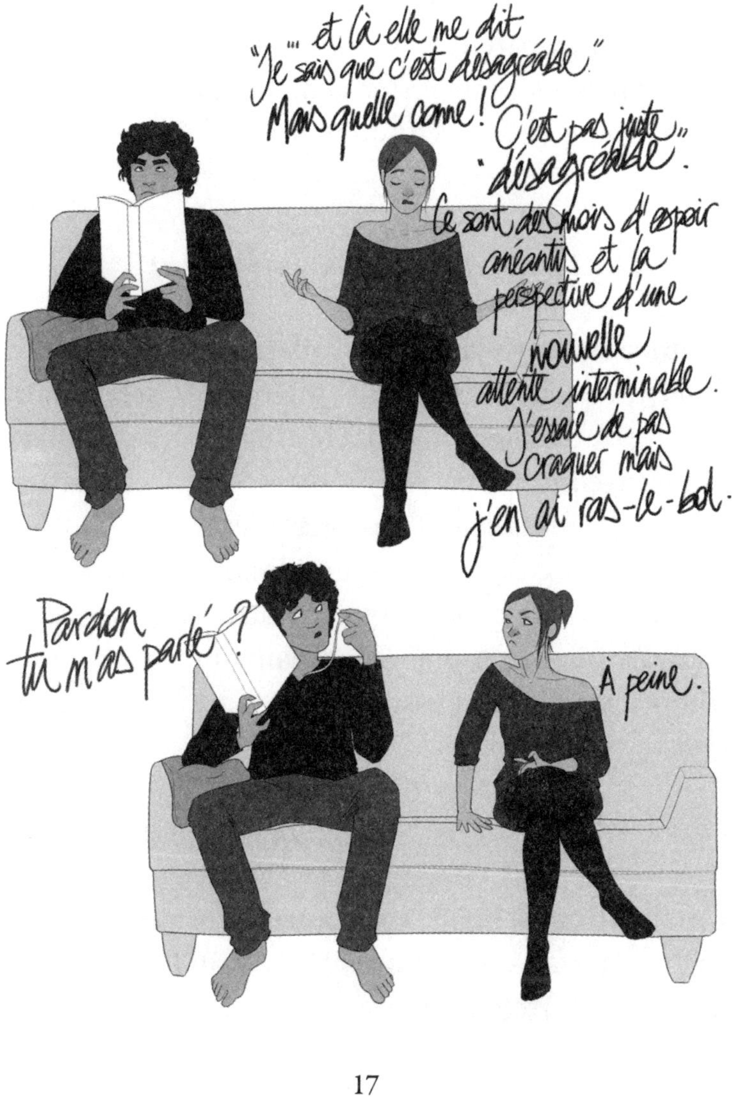

… et là elle me dit
"Je sais que c'est désagréable"
Mais quelle conne ! C'est pas juste "désagréable".
Ce sont des mois d'espoir anéantis et la perspective d'une nouvelle attente interminable.
J'essaie de pas craquer mais j'en ai ras-le-bol.
Pardon tu m'as parlé ?
À peine.

Septième commandement

Au yoga, à la méditation et à la relaxation, vous vous initierez. Avec le nombre de conneries que vous allez entendre (de la part des médecins, infirmières, amis, parents…), vous devrez prendre beaucoup sur vous pour rester zen. Longue et sinueuse sera la route de la sérénité, petit scarabée.

Huitième commandement

D'aliments consolateurs, vos placards vous garnirez. Quel que soit votre péché mignon, il sera désormais votre meilleur ami. Celui sur qui vous pouvez toujours compter en cas de baisse de moral. Et des chutes de moral, il y en aura. Beaucoup. Surtout qu'avec tout ce que vous ingurgiterez pour compenser l'absence de bébé, vous grossirez. Et grossir, c'est mauvais pour le moral. Alors vous mangerez, pour compenser. Ne vous laissez pas prendre au dépourvu.

Neuvième commandement

Un substitut à bébé, vous aurez. Ce peut être un chien, un chat, un poisson rouge ou un boa constrictor, qu'importe. L'idée est de donner à un animal tout l'amour que vous ne pouvez pas donner à un marmot. Du coup, quand vos collègues vous parleront de poussées dentaires, vous répondrez traitement anti-puces. Ils vont chez le pédiatre, vous vous rendez chez le vétérinaire. Ils ont une photo de leur chérubin bavouillant en fond d'écran, vous arborez une photo de votre petit chat en train de se lécher le trou du cul.

Dixième commandement

La patience, vous apprendrez. Car le temps des infertiles n'est pas celui des fertiles. Alors qu'eux comptent en mois d'essais (« C'était horrible, pour Jordan, j'ai mis au moins six mois à tomber enceinte ! »), vous, c'est en années (« J'ai eu de la chance, j'ai eu les triplés après seulement trois FIV et cinq ans d'attente ! »). Le moindre rendez-vous chez le gynécologue peut demander plusieurs mois d'attente. Ensuite, ce sont les examens, les fermetures de centres, les traitements, les pauses obligatoires entre les essais, les échecs, les tentatives annulées, les nouveaux examens, les délais d'attente pour ceux qui ont besoin d'un donneur de sperme ou d'une donneuse d'ovocytes, les visites chez le psy, le biologiste, l'anesthésiste, encore des examens, les cycles à rallonge pour certaines… Comme dirait l'autre, vous n'êtes pas rendus.

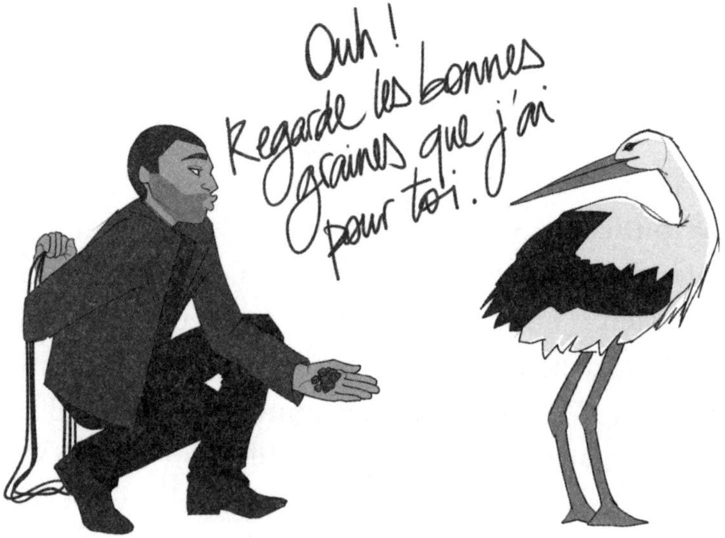

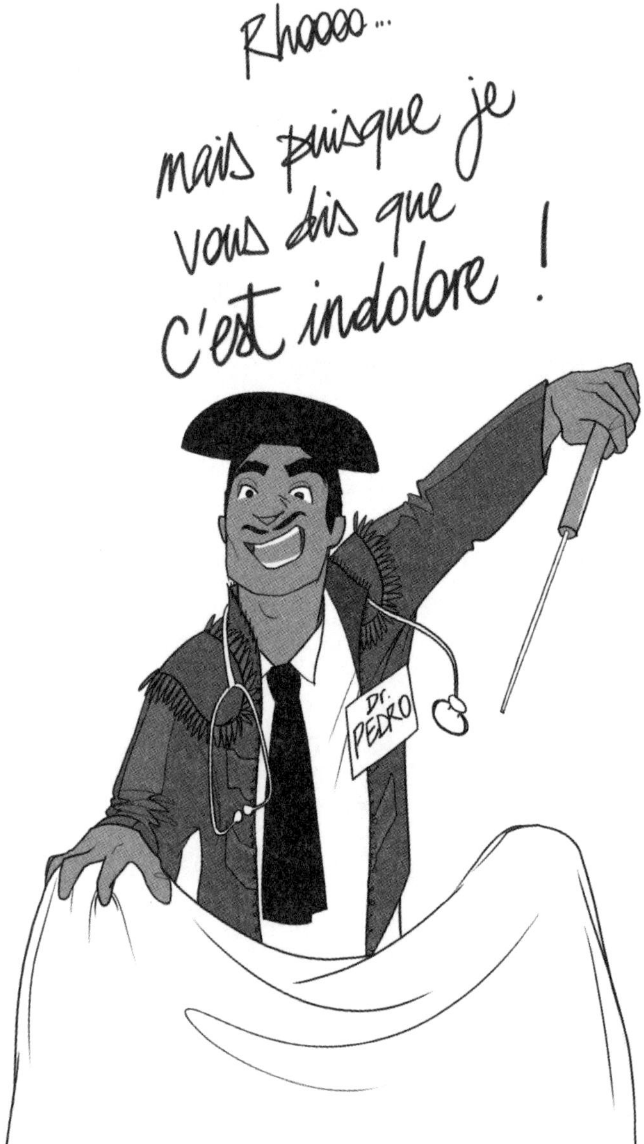
Rhoooo…
mais puisque je vous dis que C'est indolore !
Dr. PEDRO

PARTIE 1
PAR ICI LA TAMBOUILLE!

Le jour où vous décidez de vous reproduire

« Ça ne prévient pas, ça arrive, ça vient de loin » chantait Barbara à propos du mal de vivre. Le désir d'enfant, c'est un peu la même chose. Ça ne vous donne sans doute pas envie de mourir, mais ça vient de loin. Ça ne s'explique pas, mais c'est là (au creux des reins). C'est aussi le truc le plus communément partagé de par le monde. Tellement partagé que ne pas le ressentir semble suspect.

Vous en discutez depuis un moment. Madame hésite, Monsieur a peur. Vous êtes bien, tous les deux. Vous en parlez encore. Et vous finissez par tomber d'accord.

Un jour, Madame respire un grand coup et d'un geste solennel, balance sa dernière plaquette de pilules à la poubelle. Vous y êtes, vous faites le grand plongeon. Bientôt, vous serez parents.

Que vous croyez.

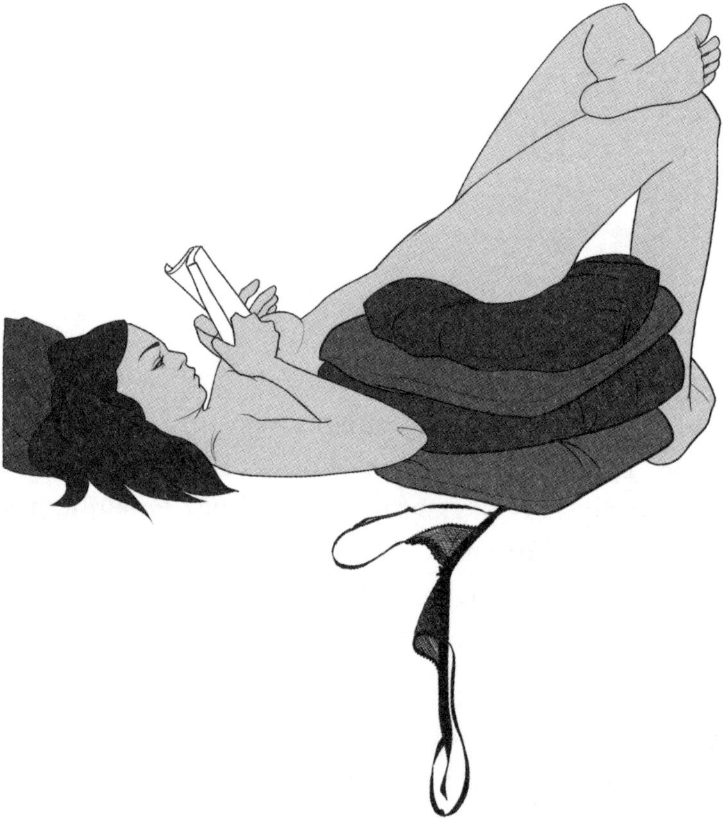

Ça commence à faire long, quand même

Au début, vous êtes super-optimistes. Ça va arriver vite. Vous retrouvez votre ferveur sexuelle des débuts, vous ressortez le *Kama-sutra*. C'est la grosse marrade. Vous ne doutez pas un instant de la réussite prochaine de votre entreprise. Vous serez bientôt parents : vous l'avez décidé.

Madame achète des vêtements amples qu'elle pourra mettre quand elle sera enceinte. Monsieur regarde les modèles de voitures familiales. Vous déménagez dans un appartement plus grand. Quand vous croisez un bébé, vous vous souriez niaisement.

Les mois passent. Et rien. Le gynécologue de Madame dit qu'il ne faut pas s'inquiéter. Vous êtes jeunes, en bonne santé, ça va venir. Il suffit d'être patient.

Mais ça ne vient pas. Madame se dit que, peut-être, le *Kama-sutra* n'est pas suffisant comme base de connaissance. Elle décide d'acheter des tests d'ovulation (qui coûtent une fortune) pour maximiser vos chances.

Toujours rien.

Là, une sonnette d'alarme retentit dans votre cerveau : et si quelque chose clochait ? Madame n'achète plus de vêtements amples et Monsieur ne regarde plus les voitures. Quand vous croisez un bébé, vous ne souriez plus, vous ne vous regardez même pas de peur de voir

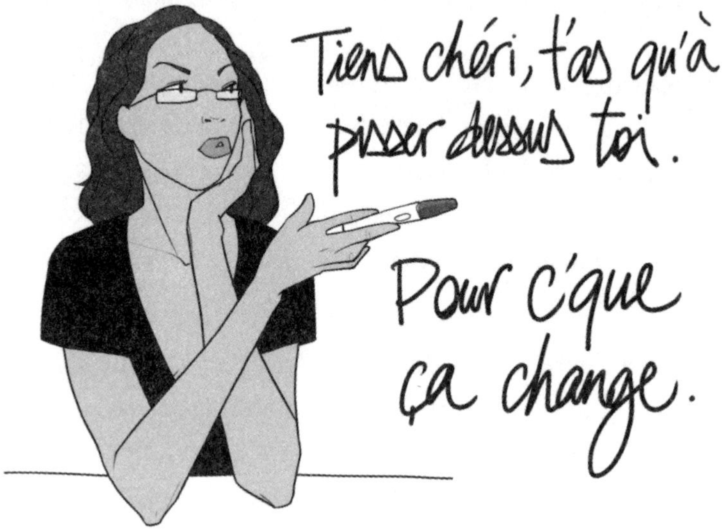
Tiens chéri, t'as qu'à pisser dessus toi.
Pour c'que ça change.

dans le regard de l'autre l'angoisse que vous vous efforcez d'étouffer.

Retour dans le bureau du gynécologue. **Vous en êtes à un an de rapports sexuels non protégés** (tant qu'à faire) : **vous entrez officiellement dans le monde de l'infertilité** (dixit l'OMS et le gynécologue).

Hourra. Reste à savoir ce qui vous vaut cet honneur.

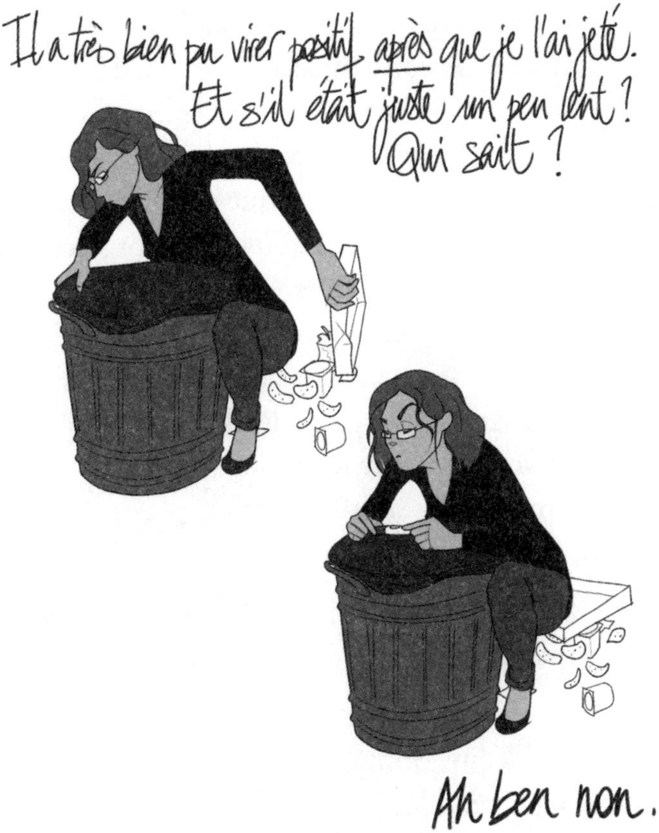
Il a très bien pu virer positif après que je l'ai jeté.
Et s'il était juste un peu lent ?
Qui sait ?
Ah ben non.

Des examens en veux-tu en voilà

Vous allez enfin passer aux choses sérieuses. Le sexe ne suffisant pas à faire de vous de futurs parents, il va falloir innover. Et pour savoir comment, vous devrez passer un bilan de votre fertilité.

Tous les deux.

Oui, vous aussi, Monsieur.

D'ailleurs, vous avez là une formidable occasion de vérifier le sérieux de votre gynécologue, qu'il soit spécialisé en infertilité ou non : s'il ne prescrit des examens qu'à Madame, fuyez. Les explorations doivent être faites aussi bien chez la femme que chez l'homme. Cela paraît logique dans la mesure où un enfant se conçoit à deux (enfin, en théorie : dans votre cas, il faudra peut-être être plus nombreux), mais il reste quelques irréductibles abrutis — qui peuvent être des abruties — que cela ne dérange pas de gaver les femmes d'hormones sans penser à vérifier que tout fonctionne correctement chez leur moitié. Ils sont de plus en plus rares et c'est heureux, mais restez vigilants.

Reste à savoir en quoi consiste ce bilan, vous dites-vous. C'est ce que nous allons voir de ce pas.

La première étape consiste souvent à répondre aux questions du médecin. Bon, ça va, c'est facile. Il va probablement vous sembler particulièrement curieux le médecin, voire indiscret — il veut notamment connaître la fréquence de vos rapports — mais pas de panique, il ne bosse pas pour les services secrets. Il se contente de chercher des pistes expliquant votre difficulté à obtenir une grossesse (ça tombe bien, vous aussi). Votre intérêt est de lui répondre le plus clairement possible. Vous avez des enfants cachés ? Votre partenaire ne le sait pas ? C'est probablement le moment de cracher le morceau. D'autant que si ça se passe sous les yeux du gynécologue, votre moitié n'osera pas vous tuer. Enfin, pas tout de suite. Enfin…

Ensuite, votre médecin vous prescrira des examens. C'est là que l'aventure devient vraiment rigolote. Pas de jaloux, chacun repartira avec ses ordonnances.

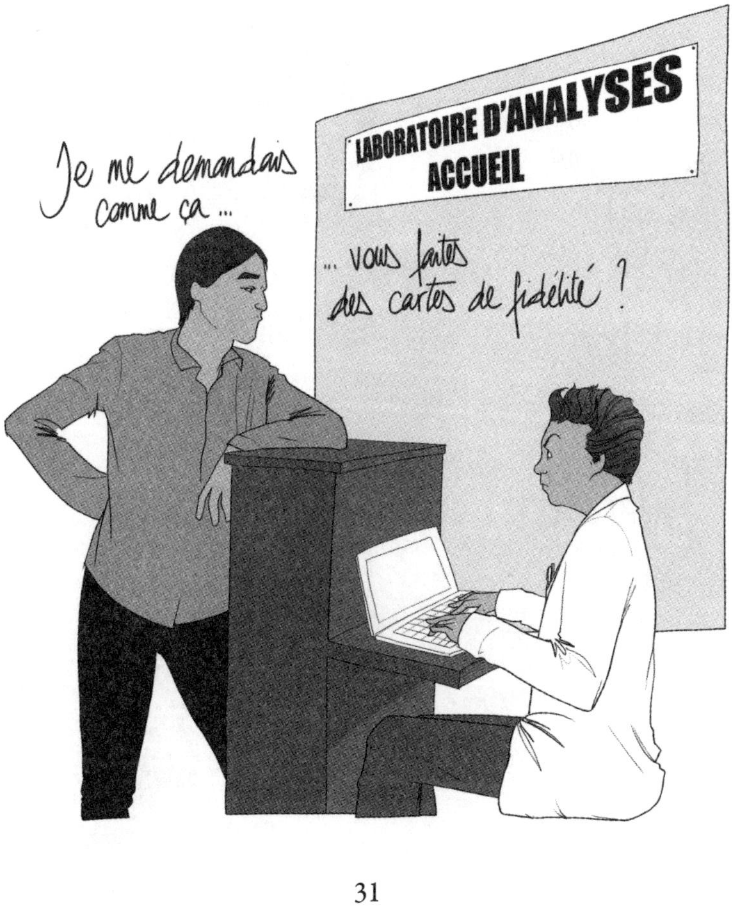
Je me demandais comme ça…
LABORATOIRE D'ANALYSES
ACCUEIL
… vous faites des cartes de fidélité ?

Pour vous, Madame, ce sera :

- des **courbes de température** (à prendre le matin à heure fixe, avant de poser le pied par terre sur plusieurs cycles, généralement trois) pour vérifier que vous ovulez bien.
- Un **bilan hormonal**, c'est une prise de sang à faire souvent à J3 — J1 étant le premier jour des règles — et qui donne une idée de votre fonction ovarienne.

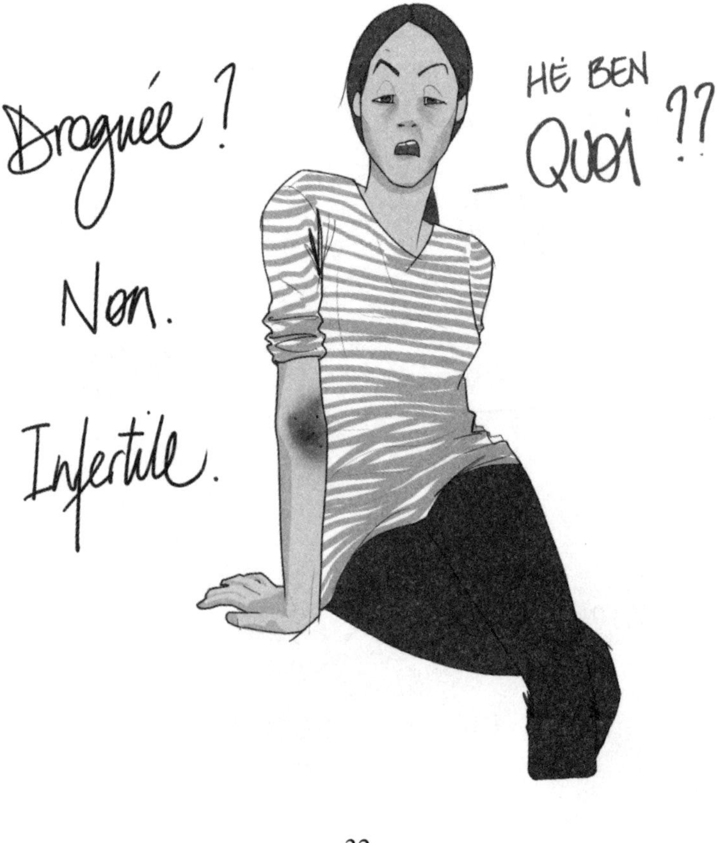

- Un **bilan sérologique** que vous pourrez demander en même temps que votre bilan hormonal puisqu'il s'agit là aussi d'une prise de sang, destinée cette fois à vérifier que vous n'êtes pas porteuse d'une panoplie de maladies comme le SIDA, diverses hépatites, etc. Si vous avez peur des aiguilles, c'est le moment d'entamer une psychothérapie parce que ça ne fait que commencer.
- Une **échographie endovaginale** pour examiner votre utérus et vos ovaires. Vous n'en avez jamais fait ? Vous allez voir, c'est génial. Si, en plus, elle vous est prescrite à J3 (soit pendant vos règles), c'est du bonheur à l'état brut. Votre pudeur va commencer à en prendre un coup. Mais c'est utile pour évaluer votre réserve ovarienne, mesurer votre endomètre et repérer un kyste éventuel. Et rassurez-vous, ça risque de ne pas être la dernière.
- Une **hystérosalpingographie** (répétez après moi) qui est une radiographie de votre utérus et de vos trompes de Fallope. Elle sert à vérifier la perméabilité de ces dernières. L'injection du liquide de contraste peut être douloureuse, mais le médecin qui vous la fera vous prescrira des antidouleurs. Prévoyez des serviettes hygiéniques : le liquide qui est entré finira par ressortir.

- Parfois, on vous demandera de passer une **hystéroscopie** qui consiste à insérer une caméra dans votre cavité utérine (ou comment votre matrice devient une star). Elle a une visée prioritairement diagnostique, mais au besoin, elle permet également de réaliser de petits actes chirurgicaux.

Pour vous, Monsieur ce sera :

- un **bilan sérologique**, comme pour Madame (n'est-ce pas mignon ?).
- Un **spermogramme** et un **spermocytogramme**. Là, je ne sais comment vous le dire. Vous êtes bien assis ? Un spermogramme est une analyse de votre sperme et de vos spermatozoïdes. Et pour obtenir votre sperme, on n'a rien trouvé de mieux que la masturbation. Voilà, vous savez. Certains laboratoires acceptent que le recueil (terme médical pour désigner la branlette) ait lieu chez vous si vous n'habitez pas trop loin (ce qui, en plus, permet à Madame de participer). Soyons honnêtes, c'est rare. Dans la majorité des cas, vous devrez vous exécuter dans les salles froides et plus ou moins confidentielles de votre laboratoire. Certains auront prévu quelques magazines coquins à votre intention (c'est gentil), lesquels datent de l'époque où le mur de Berlin était encore debout. D'autres in-

vestissent carrément dans une télé et un lecteur DVD (grand luxe), ce qui vous laisse l'occasion de regarder un film porno avec l'aval de votre moitié et du corps médical. Et si la vue de gros membres virils vous complexe — c'est compréhensible — rien ne vous empêche de télécharger sur votre smartphone des photos ou des vidéos de ce qui vous stimule (votre

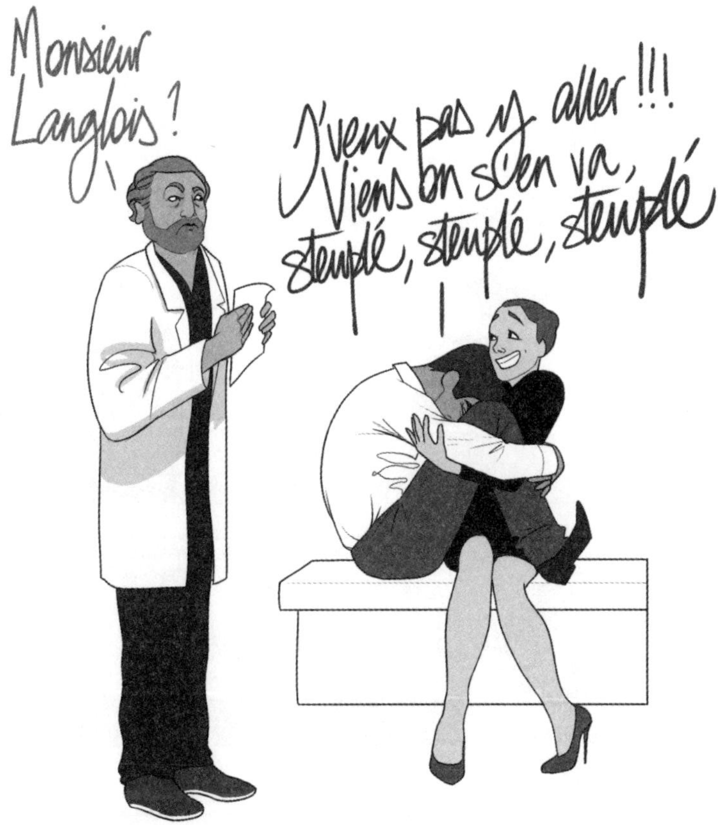

Monsieur Langlois ?
J'veux pas y aller !!! Viens on s'en va, steuplé, steuplé, steuplé

femme à poil, Adriana Karembeu à poil, votre belle-mère à poil, Brad Pitt ou votre hamster). Faites-nous confiance : si on vous inflige cet examen qui met à mal votre virilité, c'est qu'il est indispensable. Le spermogramme évalue le volume de l'éjaculat, la concentration de spermatozoïdes (par millilitre) et leur mobilité. Le spermocytogramme, lui, examine la forme de vos spermatozoïdes et comptabilise le nombre d'atypiques (les éclopés si vous voulez).

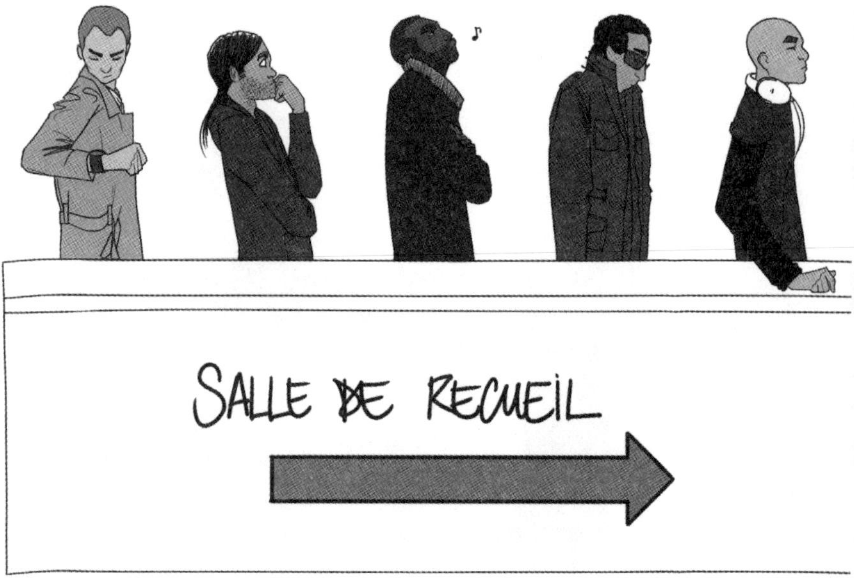

- On vous demandera éventuellement de subir une **échographie testiculaire**. Mais après le spermogramme, vous n'êtes plus à ça près.
- Dans de nombreux cas, on vous prescrira une **analyse génétique (caryotype)**. Il s'agit d'une simple prise de sang, mais vous devrez généralement attendre plusieurs semaines avant d'obtenir les résultats.

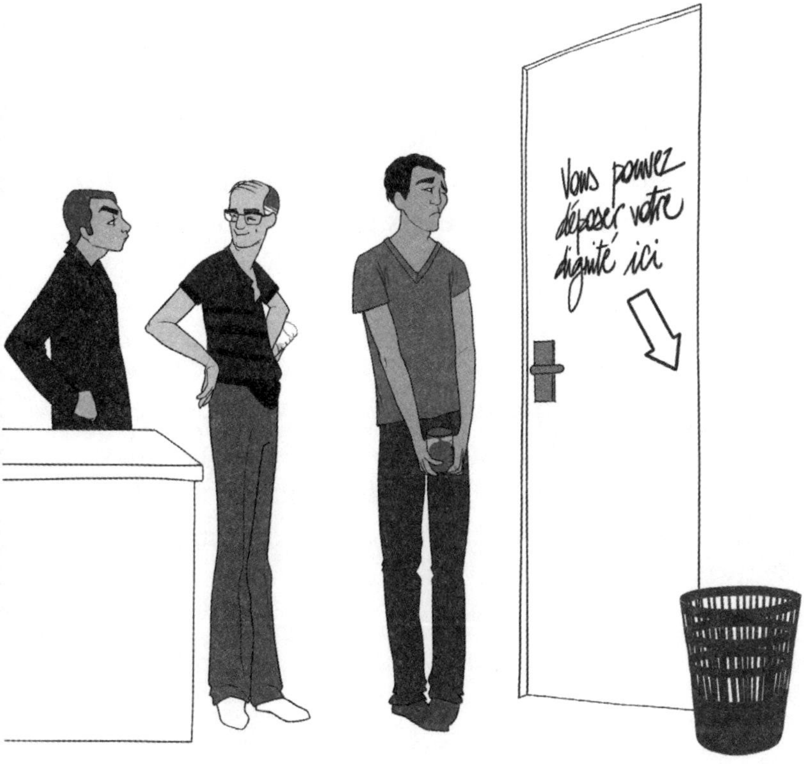

Pour vous deux, ensemble, on vous prescrira peut-être :

- un **test post-coïtal** ou **test de Hühner** qui consiste à analyser la glaire de Madame et le comportement des spermatozoïdes de Monsieur dans celle-ci. Déjà, je sens que vous vous réjouissez. Attendez, ce n'est pas fini : comme le recueil de la glaire se fait entre quatre et douze heures après le rapport et que les laboratoires sont moyennement respectueux de la spontanéité de votre vie sexuelle, ce sont eux qui fixent la date et l'heure de ce fameux rapport. Et c'est Madame qui devra s'y rendre, car c'est sur elle que s'effectue le prélèvement. Votre intimité ? Vous la rangez au placard. Oubliez-la une bonne fois pour toutes si vous voulez que la médecine vous aide à faire des enfants. Profitez-en pour dire au revoir à votre dignité. C'est pour la bonne cause.

En fonction de vos résultats, des examens complémentaires pourront vous être prescrits, mais vous pouvez déjà vous faire une idée précise de ce qui vous attend. Sans compter qu'on ne voudrait pas vous gâcher le plaisir de la découverte. Le mystère, c'est important.

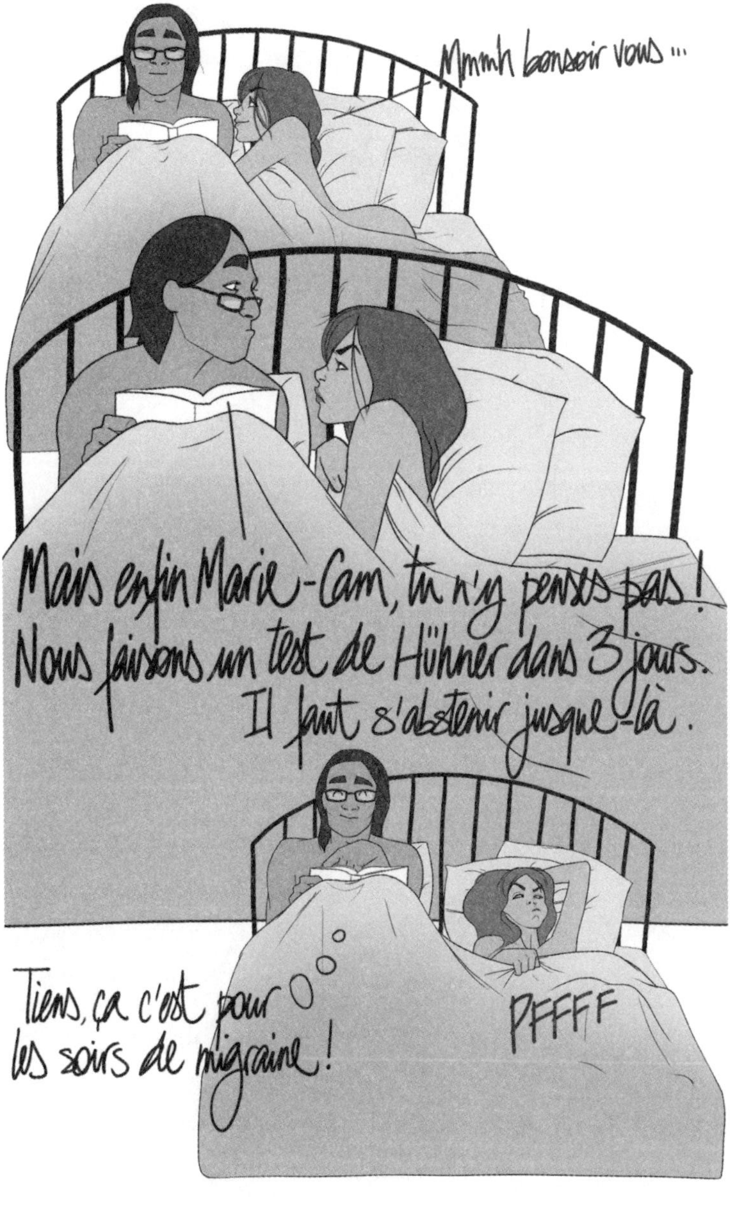
Mmmh bonsoir vous...
Mais enfin Marie-Cam, tu n'y penses pas ! Nous faisons un test de Hühner dans 3 jours. Il faut s'abstenir jusque-là.
Tiens, ça c'est pour les soirs de migraine !
PFFFF

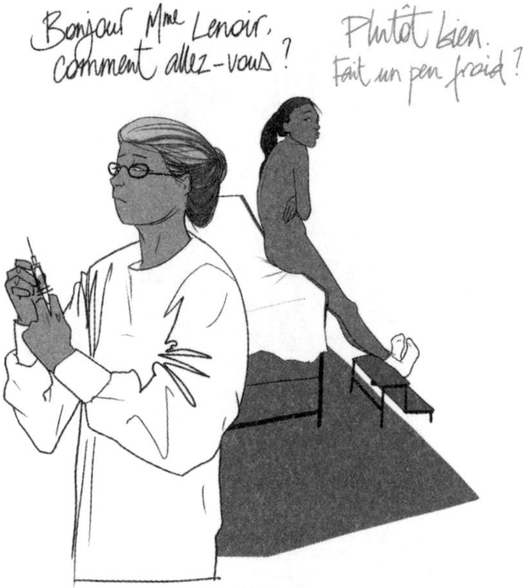
Bonjour Mme Lenoir, comment allez-vous ?
Plutôt bien. Fait un peu froid ?

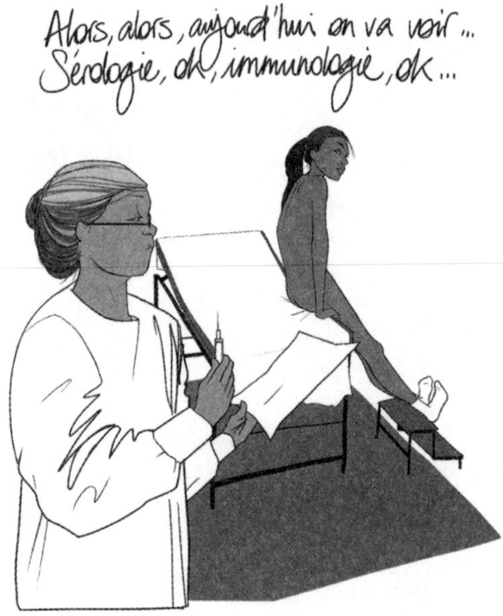
Alors, alors, aujourd'hui on va voir... Sérologie, ok, immunologie, ok...

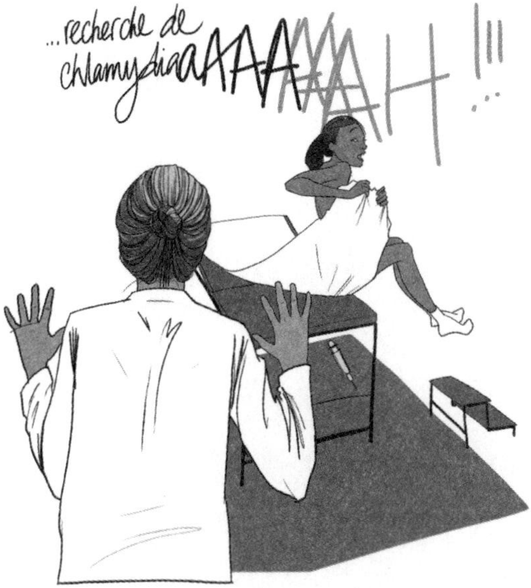
...recherche de chlamydiaaAAAAAAAH !!!...

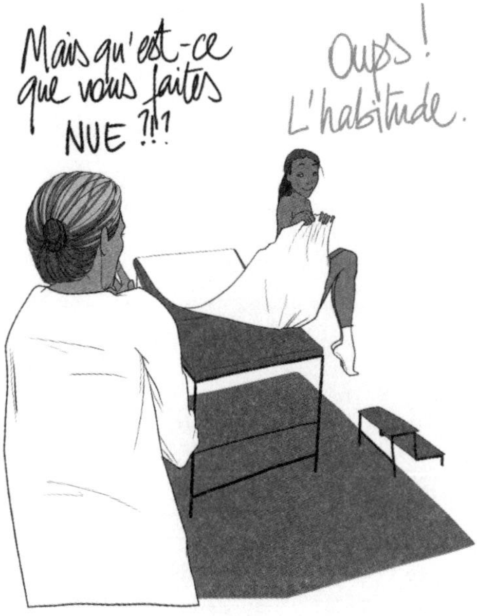
Mais qu'est-ce que vous faites NUE ?!!?
Oups ! L'habitude.

Le jour où vous comprenez que vous êtes dans la mouise

EST CONSIDÉRÉ COMME INFERTILE, tout couple ayant eu des rapports sexuels réguliers non protégés pendant un an sans réussir à concevoir. On parle d'**infertilité primaire** lorsque le couple n'a jamais donné naissance à un enfant vivant et d'**infertilité secondaire** lorsque les difficultés se présentent après un ou plusieurs accouchements normaux. Personne n'est d'accord sur les chiffres, mais en moyenne, dans un peu plus de 30 % des cas, l'infertilité est d'origine féminine, dans un peu moins de 30 % des cas, elle est d'origine masculine, dans plus de 30 % des cas, elle est mixte (la parité appliquée à l'infertilité) et dans la dizaine de pourcent résiduelle, elle est idiopathique, c'est-à-dire sans cause connue.

Si vous vous trouvez en situation d'infertilité, les portes de l'assistance médicale à la procréation (AMP ou PMA, selon les préférences), vous sont grandes ouvertes.

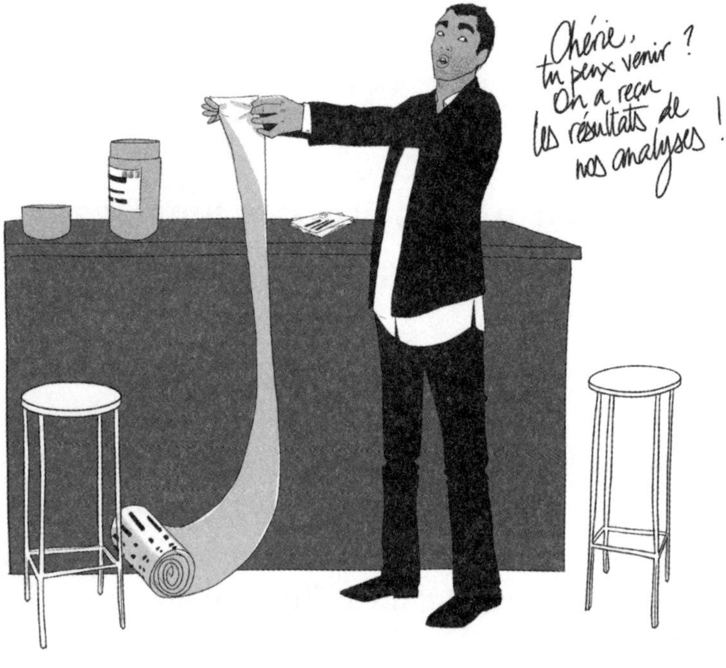
Chérie, tu peux venir ? On a reçu les résultats de nos analyses !

Le(s) diagnostic(s) : les différentes causes de l'infertilité

L'infertilité féminine

Mesdames, vous avez dû subir un tas d'examens tous plus glamours les uns que les autres. Pour la bonne raison que ce qu'il y a de bien en matière d'infertilité féminine, c'est le choix particulièrement étendu de troubles disponibles. On distingue les **infertilités hormonales** (troubles de l'ovulation) et les **infertilités mécaniques** (stérilités tubaires, anomalies de l'utérus...).

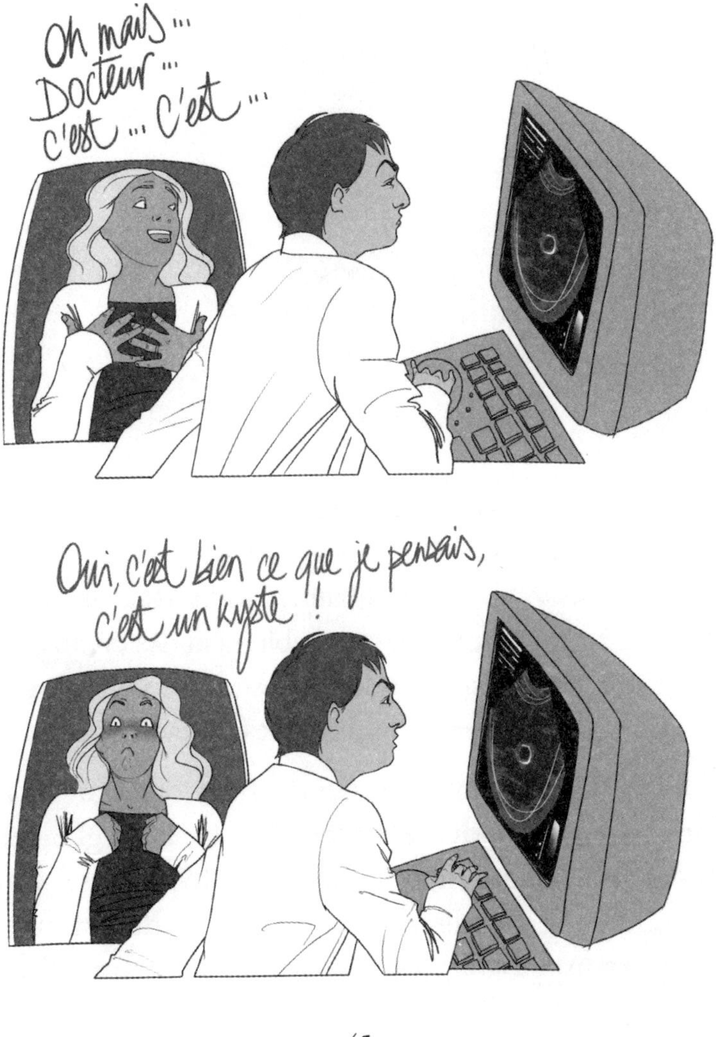
Oh mais... Docteur... c'est... c'est...
Oui, c'est bien ce que je pensais, c'est un kyste !

Les troubles de l'ovulation

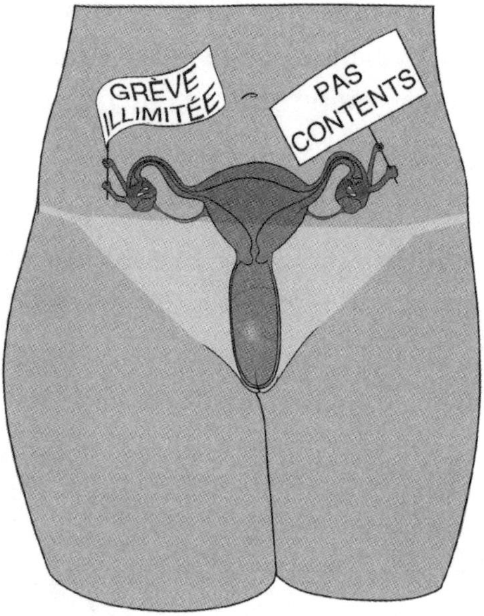

À l'école, au cours de bio, on a dû vous apprendre que les cycles féminins durent en moyenne vingt-huit jours et que l'ovulation se produit quatorze jours avant le début du cycle suivant. Vous avez probablement des cycles plus courts ou (beaucoup) plus longs et surtout, **vous n'ovulez pas (anovulation) ou rarement (dysovulation)**.

L'origine de ce problème peut résider dans un **dysfonctionnement de certaines structures et glandes de votre cerveau** (hypothalamus et hypophyse) qui ne sécrètent pas suffisamment de FSH et de LH, hormones indispensables à la stimulation des ovaires. Il arrive également que l'hypophyse produise de la prolactine (hormone stimulant notamment la production de lait après l'accouchement) en trop grande quantité, ce qui empêche l'ovulation. Notez à ce sujet que le stress est également susceptible d'influer considérablement sur le taux de prolactine.

Le **syndrome des ovaires polykystiques (SOPK)** associe un dysfonctionnement des hormones sexuelles et des ovaires présentant de nombreux microkystes. Souvent (mais pas toujours), les règles ne surviennent que rarement et les femmes qui en sont atteintes peuvent présenter un surpoids et une hyperpilosité (c'est votre esthéticienne qui doit être contente).

Il arrive aussi que ce soient les ovaires qui fonctionnent mal. Vous vous sentez jeune et en pleine forme, mais eux se sont déjà mis en préretraite. On parle alors d'**insuffisance ovarienne précoce ou de préménopause précoce**. L'insuffisance peut toucher des femmes jeunes (moins de 40 ans) et dans les cas sévères, le don d'ovocytes est leur seul recours.

Les troubles de la glaire cervicale

Les glandes de votre col de l'utérus produisent de la glaire tout au long de votre cycle. Pendant l'ovulation, cette glaire permet le passage des spermatozoïdes

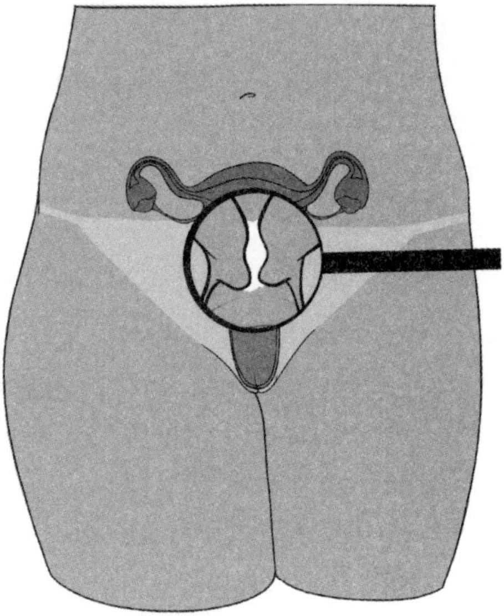

(dont le but est d'atteindre l'ovocyte dans vos trompes). **Parfois, elle est inexistante, trop peu abondante ou de mauvaise qualité et empêche les spermatozoïdes d'atteindre la cavité utérine**. Dans certains cas, un traitement hormonal peut résoudre le problème. Sans cela, il faut généralement envisager des inséminations artificielles.

Les stérilités tubaires

Une fois le col de l'utérus franchi (hourra!), les spermatozoïdes tentent de rencontrer l'ovocyte dans vos trompes de Fallope. **Il arrive toutefois que les trompes soient obstruées et que la fécondation ne puisse avoir lieu.**

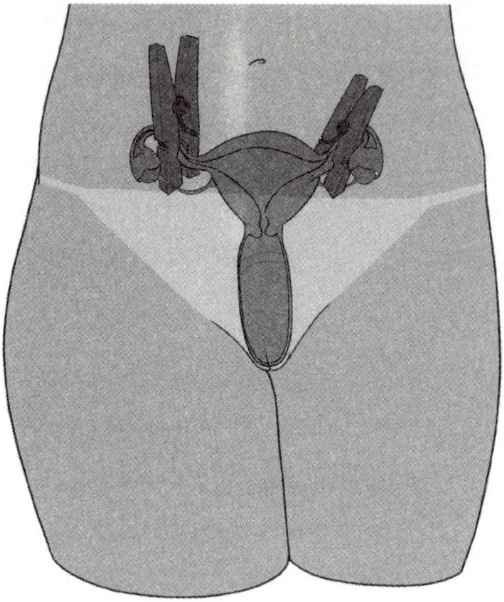

Cette obstruction est souvent le résultat d'une mala
sexuellement transmissible (gonocoque ou chlamydia
exemple) ayant entraîné une salpingite (inflammat
des trompes) ou une infection tubaire. L'endométri
des antécédents de grossesse extra-utérine ou des mal
mations des trompes peuvent également être à l'orig
de la stérilité. Dans certains cas, la chirurgie peut rer
leur perméabilité aux trompes, mais dans les autres
la fécondation *in vitro* est tout indiquée.

Les anomalies de l'utérus

Une **synéchie** (adhérences des parois de l'utérus su
un traumatisme de la muqueuse), un **fibrome** (tur

bénigne) ou des **polypes** (excroissances qui sont aussi des tumeurs bénignes) peuvent empêcher la rencontre entre l'ovocyte et le spermatozoïde ou gêner l'implantation de l'embryon. Des **malformations de l'utérus** (utérus en T, utérus bicorne, utérus cloisonné…) compliquent également la survenue d'une grossesse.

L'endométriose

L'endomètre est la muqueuse de la cavité utérine qui sert à recevoir l'embryon quand il y a eu fécondation. Quand il n'y a pas de fécondation, la chute brutale des hormones entraîne une nécrose de la muqueuse qui

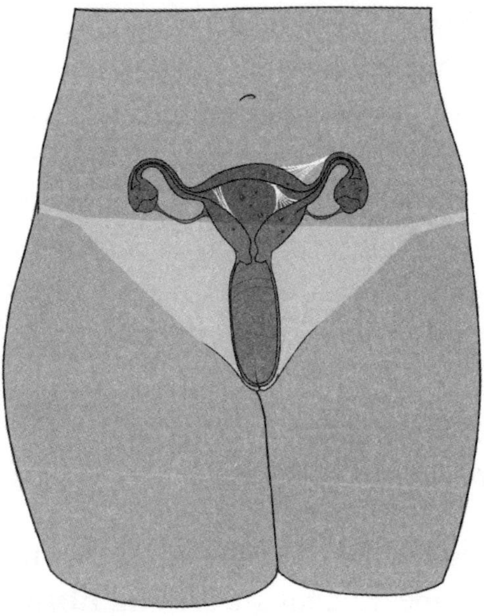

s'évacue via les règles. **L'endométriose est caractérisée par la présence de tissus endométriaux en dehors de la cavité utérine.** Elle peut s'étendre aux trompes de Fallope, aux ovaires, à la vessie, au tube digestif (dont le rectum) et même aux poumons. Des douleurs de règles particulièrement importantes sont souvent évoquées par les patientes qui en souffrent. Elle est pourtant découverte tardivement dans la plupart des cas, car seule une cœlioscopie permet de la diagnostiquer avec certitude. L'endométriose peut entraîner une infertilité, mais cela n'a rien de systématique.

Les filles Distilbène

Le Distilbène est un médicament qui a été prescrit aux femmes dès les années 1950 afin de prévenir les risques de fausse couche et d'accouchement prématuré. Il a été interdit en 1978 en France, en 1975 en Belgique (et plus tôt encore dans d'autres pays) après s'être rendu compte qu'il entraînait des malformations de l'utérus, des stérilités et des augmentations du risque de cancer du vagin, du sein et de l'utérus chez les filles des femmes qui en avaient pris. En raison des malformations de leur utérus, les filles Distilbène sont exposées à un risque plus important d'avortements spontanés et d'accouchements prématurés quand elles parviennent à tomber enceintes.

L'infertilité masculine

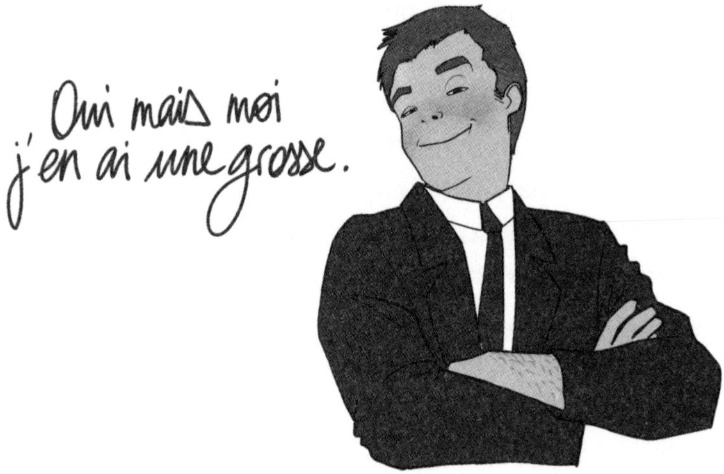

Monsieur, maintenant que le recueil de sperme n'a plus de secret pour vous, il est temps de parler des résultats. Parce qu'on ne vous demande pas de faire des spermogrammes pour la beauté du geste. Cet examen ô combien pénible, qui meurtrit votre sensibilité d'homme viril, vise à vérifier votre fertilité.

Rassurez-vous, la fertilité est totalement indépendante de la virilité. Encore faudrait-il définir la notion de virilité, mais là n'est pas l'objet de ce livre. Ce sont vos gamètes qui nous intéressent.

Déjà, sachez qu'**un seul spermogramme ne suffit pas** à se faire une idée précise de la qualité de votre sperme. La fatigue, un rhume, le stress et même certains médicaments peuvent altérer momentanément votre fertilité. Le plus souvent, on vous demandera donc d'en passer plusieurs (deux ou trois). Avouez que vous êtes content. En plus, c'est la Sécu qui paie.

Mais que peut nous révéler votre spermogramme ?

L'oligospermie (ou oligozoospermie)

Vous avez **peu de spermatozoïdes**. On considère qu'il y a un problème quand on en trouve moins de 15 millions par millilitre de sperme. En deçà d'un million, on parle de **cryptozoospermie** (c'est pas chouette, tous ces nouveaux mots ?).

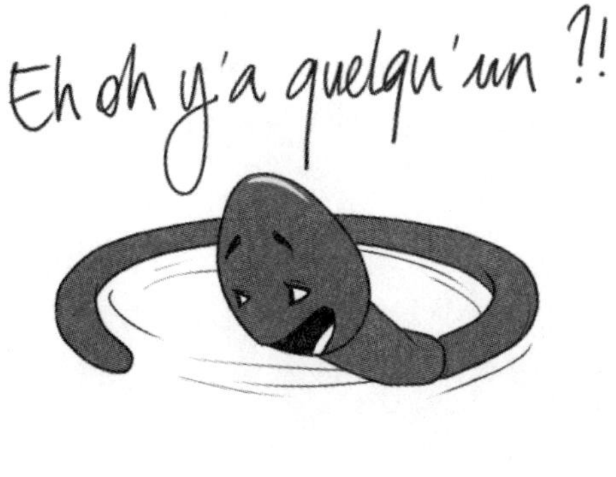

L'asthénospermie (ou asthénozoospermie)

Vos spermatozoïdes sont des feignasses. **Plus de 60 % d'entre eux ne sont pas assez mobiles** et n'arriveront donc jamais à féconder un ovocyte.

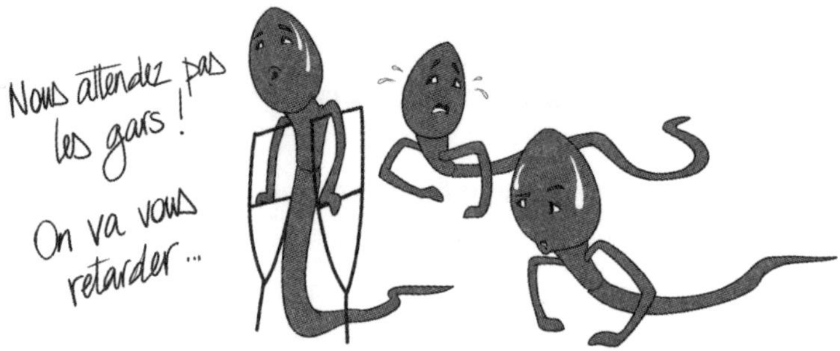

La tératospermie (ou tératozoospermie)

Depuis 2009, l'OMS considère que cette anomalie correspond aux spermogrammes dont **moins de 4 % des spermatozoïdes ont une forme typique** (auparavant, la norme était de 30 %). Les autres arborent des

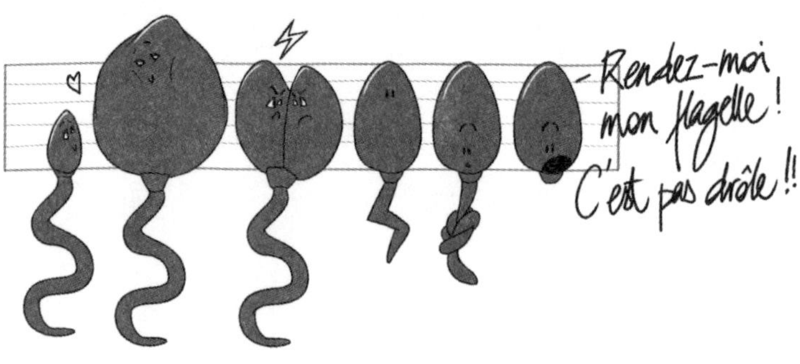

anomalies de la tête, de la partie intermédiaire ou du flagelle. C'est la Cour des miracles dans votre slip.

Très souvent, ces anomalies se combinent les unes avec les autres, concluant au très couru diagnostic d'**oligoasthénotératospermie** (OATS pour les intimes). C'est aussi long que le mot le plus long — anticonstitutionnellement — et cela supporte le pluriel. Encore un mythe qui s'effondre (surtout que certains scientifiques parlent d'oligoasthénotérato**zoo**spermie).

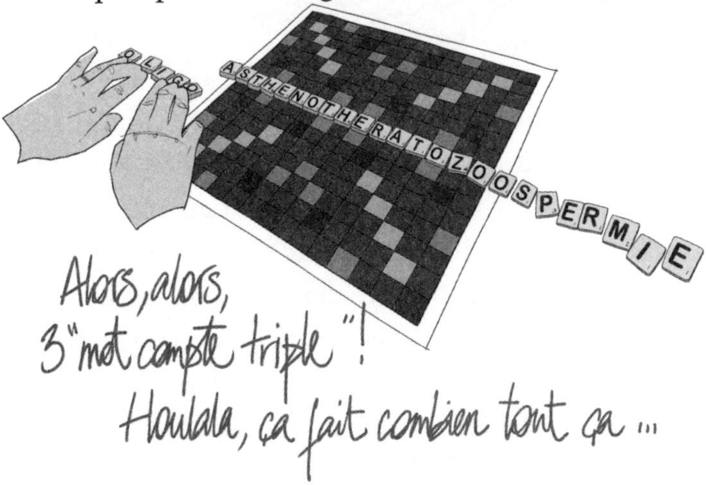
OLIGO
ASTHENOTHERATOZOOSPERMIE
Alors, alors,
3" mot compte triple "!
Houlala, ça fait combien tout ça ...

L'azoospermie

Là, c'est simple : votre spermogramme est moins peuplé que le désert de Gobi. **Ce n'est pas qu'il y ait peu de spermatozoïdes dans votre éjaculat, c'est qu'il n'y en a pas du tout**. On distingue deux types

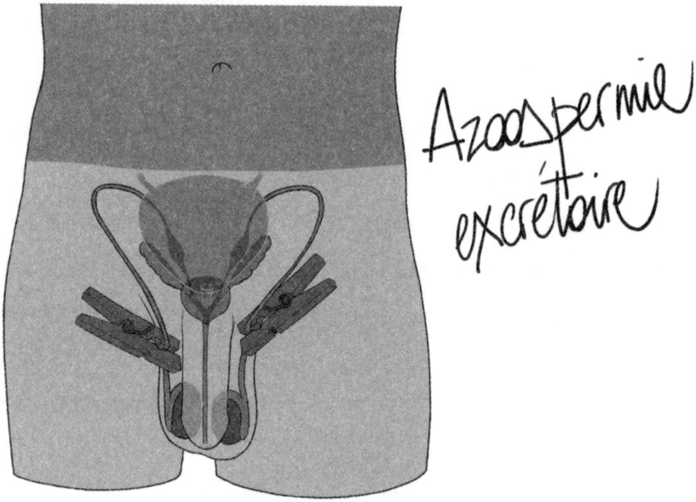

d'azoospermie. Elle est dite **sécrétoire** quand aucun spermatozoïde n'est formé et **excrétoire** lorsque des spermatozoïdes existent mais ne peuvent rejoindre l'urètre en raison d'un obstacle dans les testicules. Dans certains cas, principalement d'azoospermie excrétoire, un prélèvement testiculaire chirurgical permet de les recueillir directement dans l'épididyme. Sans cela, il n'y aura souvent d'autre choix que le don de sperme ou l'adoption.

On a isolé plusieurs causes possibles de l'infertilité masculine.

D'**anciens traumatismes ou malformations du testicule**, certaines **infections virales** (notamment les oreillons), une **cryptorchidie** (non-descente d'un ou des testicules dans le scrotum pendant la formation du fœtus) et des **maladies sexuellement transmissibles** (MST) peuvent notamment entraîner une stérilité.

Il n'est pas rare qu'une **varicocèle** (une veine dilatée au niveau du cordon spermatique) soit repérée à l'échographie (ce n'est pas pour rien qu'on vous a demandé d'exposer votre intimité !). Le plus souvent, elle est unilatérale (à gauche) mais dans 10 % des cas, elle est bilatérale ou se situe à droite. Ce sont ces deux derniers cas de figure qui peuvent avoir un effet néfaste sur la fertilité. On vous proposera alors une ligature chirurgicale de la veine ou une embolisation sous contrôle radiographique et sous anesthésie locale. Il arrive que ces interventions améliorent les paramètres spermatiques.

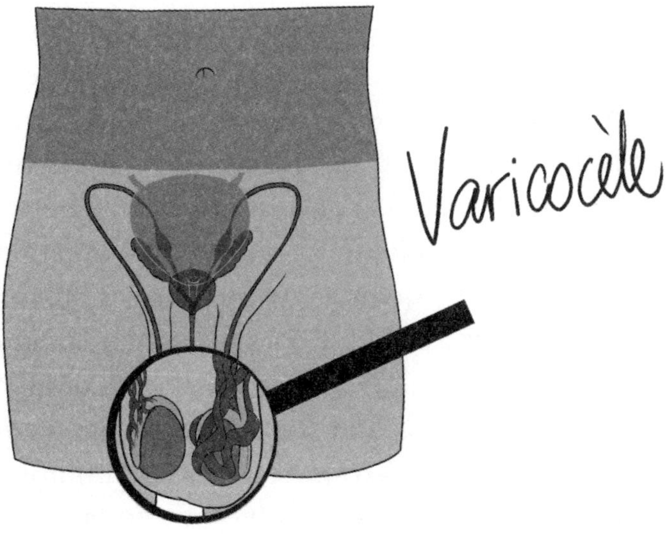

La **chimiothérapie** et la **radiothérapie** prescrites dans le traitement du cancer sont délétères pour la fertilité. C'est pour cette raison qu'avant le traitement, on propose aux hommes une conservation de leur sperme (il sera congelé pour une éventuelle utilisation ultérieure).

Certaines maladies génétiques comme le **syndrome de Klinefelter** (au lieu d'avoir quarante-six chromosomes, dont une paire XY, vous en avez quarante-sept car vous possédez un chromosome X supplémentaire) ou des **translocations chromosomiques** (des morceaux de vos chromosomes sont mélangés entre eux) peuvent également être responsables d'un mauvais fonctionnement des testicules.

Par ailleurs, **l'environnement et le mode de vie** sont de plus en plus suspectés d'avoir un retentissement néfaste sur la fertilité masculine. C'est le cas du tabac, de l'alcool, des drogues et probablement de certaines ondes électromagnétiques (téléphones portables, Wi-Fi, etc.). Les **perturbateurs endocriniens** comme le bisphénol A (utilisé dans la fabrication des plastiques) qui est interdit dans les biberons européens depuis 2011 et a normalement disparu de tous les contenants alimentaires destinés aux enfants de moins de 3 ans depuis 2013, les phtalates (que l'on trouve dans les plastiques et dans de nombreux cosmétiques) et certains pesticides sont sur la sellette.

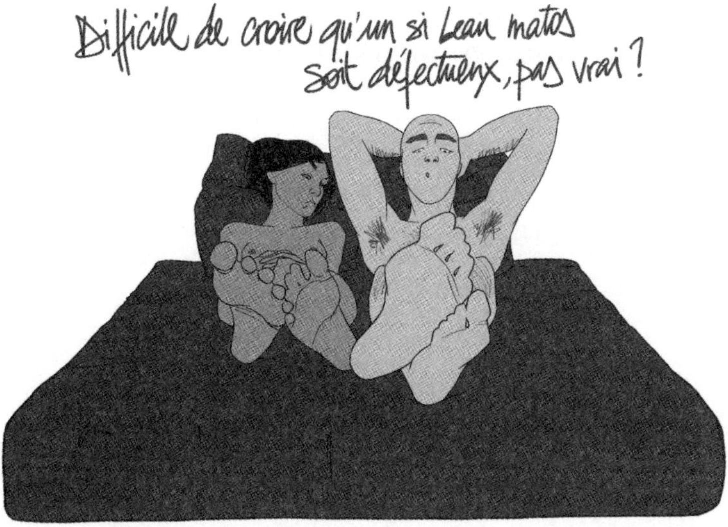
Difficile de croire qu'un si beau matos soit défectueux, pas vrai ?

L'infertilité inexpliquée

Dans 10 % des cas, l'infertilité reste inexpliquée. Sur le papier, après toute une panoplie d'examens, tout semble fonctionner normalement et pourtant, il n'y a pas de grossesse. Il s'agit probablement de la situation la plus angoissante pour le couple.

Si vous vous trouvez dans cette situation, sachez que vous pourrez goûter aux joies de l'AMP comme tout le monde (il n'y a pas de raison). À vous les examens un tantinet intrusifs, les levers aux aurores pour aller passer une prise de sang et/ou une échographie (là, ça concerne surtout Madame), les injections quotidiennes (là aussi), les ponctions ovariennes si vous passez par la FIV (idem, à moins que vous aussi, Monsieur, ayez des ovaires), la longue attente des résultats, etc.

Alors, heureux ?

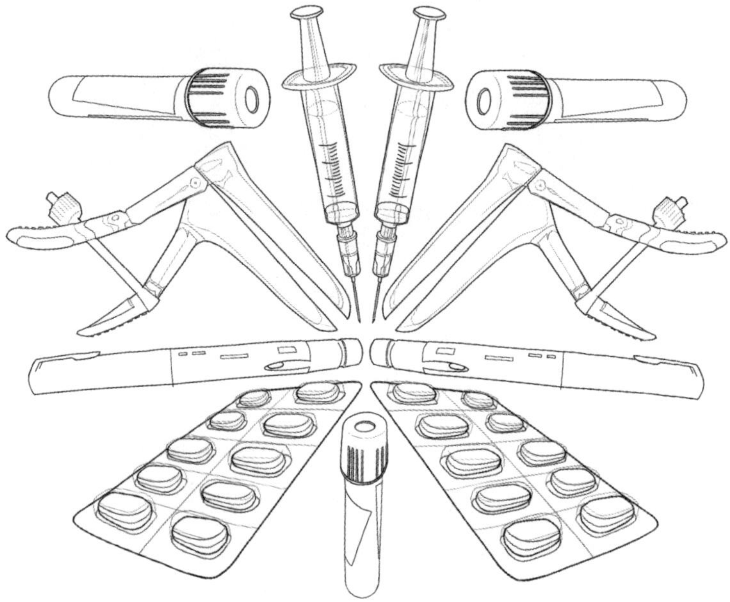

Les différentes options (mais sans airbag)

L'Assistance Médicale à la Procréation (AMP)

LES TECHNIQUES d'assistance médicale à la procréation en France sont réservées à une élite : vous, les handicapés de la reproduction. Pour en bénéficier, il faut être un couple hétérosexuel[1] marié ou pouvant faire la preuve de sa vie commune

1 En France, la question d'ouvrir l'AMP aux couples homosexuels a été envisagée à l'occasion du projet de loi « Mariage pour tous » mais l'idée a été abandonnée face aux contestations.

depuis au moins deux ans. En Belgique, c'est déjà moins restrictif : l'AMP y est ouverte aux couples lesbiens ainsi qu'aux mères célibataires (comme quoi, Jean-Jacques Goldman devait être en Belgique quand il a écrit certaines de ses chansons, hum…).

La France et la Belgique font partie des rares pays du globe où **les techniques d'AMP sont prises en charge par la Sécurité sociale**. En France, elles le sont même à 100 % dans la limite de six inséminations artificielles et de quatre fécondations *in vitro* (voire plus, sur dérogation). En Belgique, vous avez droit à un nombre illimité d'inséminations artificielles et à six FIV, mais leur prise en charge n'est pas totale : pour faire simple, chaque insémination vous coûtera environ 50 € et chaque FIV, 250 €. En France, si vous accouchez d'un enfant né de l'AMP, les compteurs sont remis à zéro alors qu'en Belgique, les six FIV prises en charge couvrent toute votre vie.

Il y a également un **âge limite pour qu'une femme puisse bénéficier de ces traitements**, qui correspond théoriquement à la fin naturelle de la fertilité féminine, c'est-à-dire environ 47 ans (âge limite légal en Belgique). Toutefois, de nombreux centres refusent d'effectuer une tentative au-delà de 43 ans et de toute façon, l'ensemble des coûts est à la charge du couple dans ce cas. Ces derniers temps, la crise (encore elle) aidant, les mauvais taux de réussite au-delà de 40 ans (5 % pour les FIV) incitent les décideurs à envisager d'abaisser l'âge de la prise en charge de l'AMP par la Sécurité sociale.

Chaque pays a sa propre législation concernant l'AMP. Certains ne fixent par exemple aucune limite d'âge, ce qui explique que de temps à autre, des accouchements de femmes de 60 ans et plus fassent la Une des médias. D'autres interdisent certaines techniques légales ailleurs.

En France, après la loi n° 2014-800 du 6 août 2004, c'est la **loi n° 2011-814 du 7 juillet 2011 relative à la bioéthique** qui établit le cadre de l'assistance médicale à la procréation (elle encadre également le don d'organes et la greffe, la recherche sur l'embryon et la génétique). En Belgique, le cadre législatif est établi principalement par la **loi de juillet 2007 relative à la procréation médicalement assistée et à la destination des embryons surnuméraires et des gamètes**. Loi qui se trouve précisée et complémentée par une flopée d'arrêtés royaux. Autant vous prévenir tout de suite, ça ne vaut pas un bon thriller, le style est même assez pompeux, mais c'est toujours bon à placer dans la conversation lors de vos dîners en ville (Gérard aurait même réussi à emballer Nadia à la sortie du Macumba en lui parlant loi de bioéthique, mais nous n'avons pas pu vérifier cette information). Et, sait-on jamais, ça pourrait vous faire gagner un camembert au Trivial Pursuit.

Mais trêve de bavardage, parlons cuisine. C'est quoi, ces fameuses techniques d'assistance médicale à la procréation ?

La stimulation ovarienne simple

La stimulation simple constitue parfois la première option proposée par la médecine pour vous aider à concevoir. Comme son nom l'indique, l'idée est de **stimuler les ovaires de Madame**. Elle est souvent utilisée en première intention chez les femmes qui ont des cycles anarchiques, qui n'ovulent pas spontanément ou dans certains cas d'infertilité inexpliquée. La stimulation ovarienne simple vise à vous faire produire un ou plusieurs follicules et à les faire ovuler. Dans la nature, vos ovaires produisent plusieurs follicules à chaque cycle dont, en général, un seul ovulera. L'objectif est ici d'obtenir un, deux, voire trois follicules dominants (pas plus, afin de diminuer le risque de grossesse multiple). Pour ce faire, on vous prescrira un traitement hormonal qui pourra consister en la prise de comprimés de citrate de clomiphène ou en des injections de gonadotrophines. Pendant toute la durée du traitement, vous devrez être surveillée afin de vérifier la bonne réponse de vos ovaires. Cette surveillance implique une échographie endovaginale et une prise de sang (pour un dosage hormonal) environ tous les deux jours à partir du sixième jour de stimulation. À tout moment, votre médecin pourra modifier les doses de votre traitement, voire décider de l'arrêter totalement si la réponse est trop faible ou, au contraire, trop forte.

Tout au long de ce processus, vous pourrez ressentir de la fatigue, des nausées, des maux de tête, des douleurs abdominales, une sensation de pesanteur au niveau du bas-ventre, des bouffées de chaleur (comme votre mère fraîchement ménopausée) et de l'irritabilité (ça fait rêver, pas vrai ?). Il est possible que vous preniez du poids (vous êtes contente là, non ?). Ces effets secondaires ne se manifestent pas chez toutes les femmes avec la même intensité. Peut-être même aurez-vous la chance de n'en souffrir d'aucun (si vous les avez tous, vous détesterez évidemment celles qui n'en ont aucun).

Le principal risque de la stimulation ovarienne est **l'hyperstimulation**. Il s'agit d'une réponse excessive des ovaires au traitement hormonal, qui ne survient qu'après l'ovulation. Plusieurs facteurs sont susceptibles de la favoriser : SOPK, patiente jeune, nombre important de follicules, etc. Elle peut débuter pendant la phase lutéale ou plus tard, en début de grossesse. Elle reste heureusement rare : entre 3 et 6 % des patientes souffriront d'hyperstimulation modérée, qui se manifeste souvent par des nausées, des vomissements et de la diarrhée. Les symptômes dépendent de la sévérité de

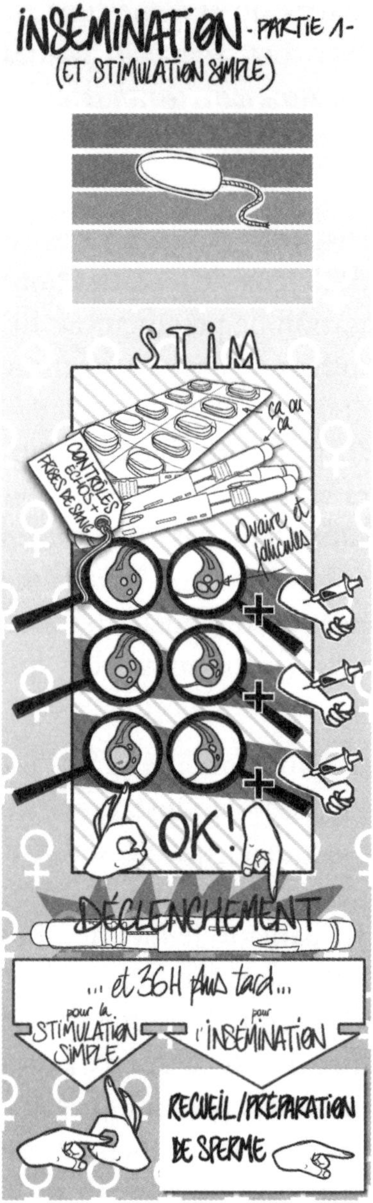

l'hyperstimulation, mais le principal d'entre eux consiste en une prise de poids subite d'au moins trois kilos. Dans moins de 2 % des traitements, elle peut prendre une forme sévère nécessitant une hospitalisation, mais cela reste exceptionnel.

Quand les follicules sont suffisamment mûrs, on déclenche l'ovulation. Et là, c'est comme dans la nature, c'est à vous de jouer. On part du principe qu'il est inutile d'entrer dans les détails à ce niveau…

L'insémination artificielle

L'insémination artificielle est la vraie première technique d'AMP. La première étape implique généralement — mais pas toujours — de stimuler les ovaires, comme nous venons de le voir. Pas toujours, car l'insémination peut se faire sur cycle spontané dans certains cas. Sachez que même si l'origine de l'infertilité est masculine, c'est vous, Madame, qui subirez les traitements. Dieu a dit aux femmes qu'elles enfanteraient dans la douleur, il aurait dû préciser qu'une partie d'entre elles concevraient dans la galère.

L'insémination artificielle consiste à **déposer le sperme dans la cavité utérine le jour de l'ovulation**, de manière à éliminer un maximum d'obstacles. Elle peut se faire dans le cabinet d'un gynécologue ou dans un centre d'AMP. Elle est principalement indiquée en cas de glaire hostile, de spermatozoïdes un peu foireux (mais pas trop) et en cas d'infertilité inexpliquée. Elle est aussi utilisée en cas de recours à un don de sperme et on parle alors d'**insémination avec sperme de donneur (IAD)**. Sinon, il s'agit d'**insémination avec sperme du conjoint (IAC)**. Dans les deux cas, la technique est identique, à ce point près que pour les IAD, le sperme a été congelé et doit donc être décongelé avant la préparation.

Une fois la phase de stimulation terminée, quand les follicules sont suffisamment mûrs, on déclenche l'ovulation. On vous demandera de réaliser une injection à une heure précise. Il est important de respecter cet horaire car l'insémination artificielle devra

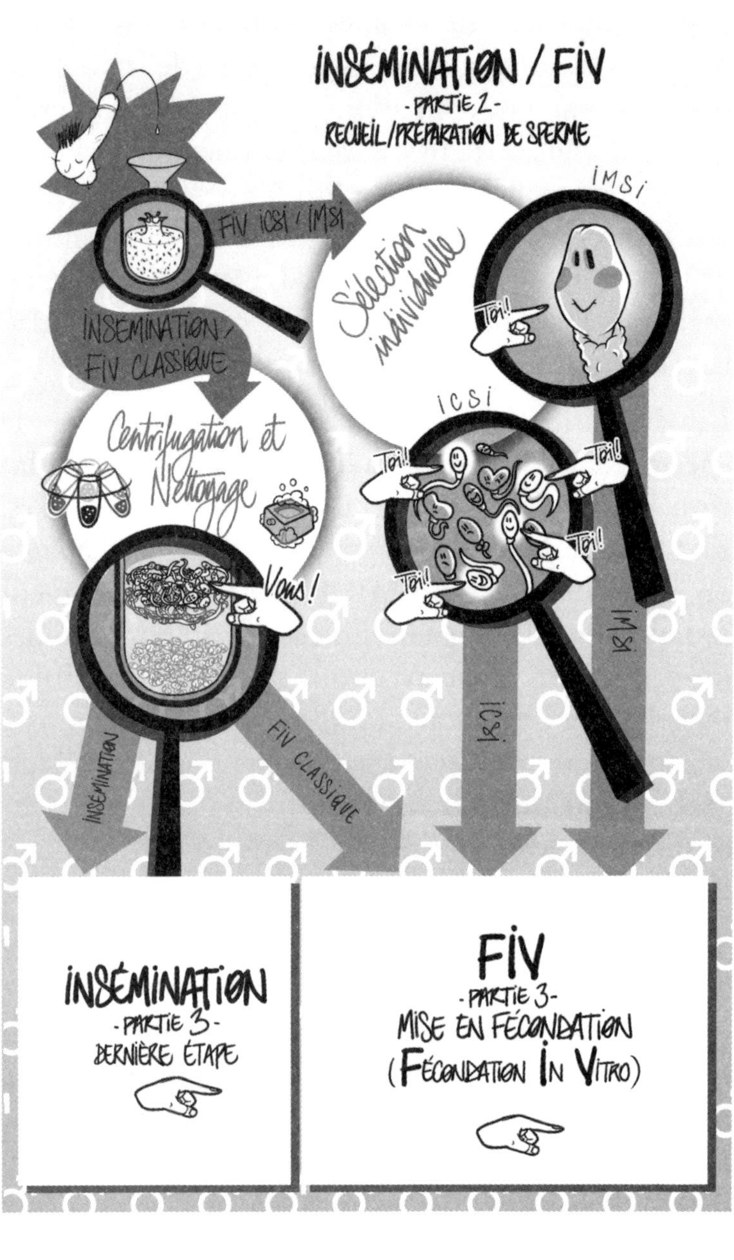
INSÉMINATION / FIV
- PARTIE 2 -
RECUEIL/PRÉPARATION DE SPERME
FIV ICSI / IMSI
IMSI
Sélection individuelle
Toi!
INSÉMINATION / FIV CLASSIQUE
ICSI
Centrifugation et Nettoyage
Toi!
Toi!
Toi!
Toi!
Vous!
IMSI
ICSI
INSÉMINATION
FIV CLASSIQUE
INSÉMINATION
- PARTIE 3 -
DERNIÈRE ÉTAPE
FIV
- PARTIE 3 -
MISE EN FÉCONDATION
(FÉCONDATION IN VITRO)

avoir lieu précisément entre trente-quatre et trente-six heures plus tard.

Le jour de l'ovulation, Monsieur, vous intervenez enfin. C'est le moment d'un nouveau recueil de sperme. Celui-ci sera préparé en laboratoire afin de sélectionner vos plus beaux et vigoureux spermatozoïdes. Ensuite, Madame s'installera en position gynécologique et le gynécologue insérera un cathéter soit au niveau du col de l'utérus (insémination intra-cervicale, devenue rare) ou directement dans la cavité utérine (insémination intra-utérine, de loin la plus courante) pour y déposer la semence de Monsieur. Madame devra rester allongée entre une dizaine de minutes et une heure (selon les centres) avant de pouvoir reprendre une activité normale.

Ensuite, c'est aux spermatozoïdes de faire leur boulot. Ils atteignent l'ovocyte dans environ 15 % des cas. C'est une moyenne qui dépend étroitement de l'âge de Madame et des causes de l'infertilité. En cas d'échec, on laisse passer un cycle de repos s'il y a eu stimulation et on recommence.

Selon les statistiques, l'insémination intra-utérine offre des taux de grossesse de l'ordre de 13 % par cycle. La Sécurité sociale française prend en charge un maximum de six inséminations, mais votre médecin peut estimer qu'au-delà de trois échecs, il vaut mieux passer à la fécondation *in vitro*.

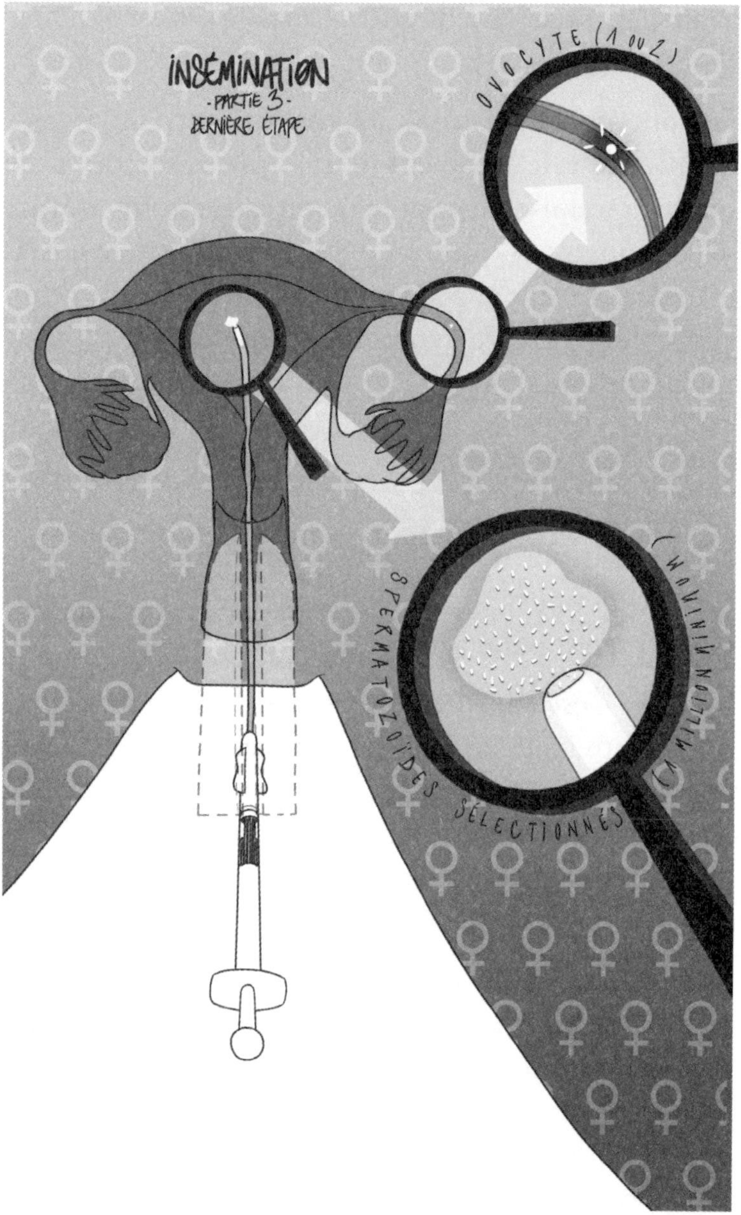
INSÉMINATION
- PARTIE 3 -
DERNIÈRE ÉTAPE
OVOCYTE (1 OU 2)
SPERMATOZOÏDES SÉLECTIONNÉS (1 MILLION MINIMUM)

La fécondation *in vitro* (FIV classique, ICSI, IMSI)

Louise Brown. Son nom ne vous dit peut-être rien, mais c'est pourtant le premier bébé conçu par fécondation *in vitro*. Cette petite fille a vu le jour le 25 juillet 1978, suite au travail de deux médecins, Patrick Steptoe et Robert Edwards. Ce dernier a été récompensé de ses efforts par le prix Nobel de médecine en 2010. En 1982, c'était au tour de la France de connaître son premier « bébé-éprouvette », Amandine, née à Clamart, à l'hôpital Antoine-Béclère, grâce à la collaboration des docteurs René Frydman et Jacques Testart. Depuis, des millions d'enfants de par le monde ont été conçus grâce à cette technique.

Dans la fécondation *in vitro* (FIV), **la rencontre entre les spermatozoïdes et les ovocytes a lieu hors du corps de la femme**. Les embryons obtenus sont ensuite replacés dans l'utérus. Elle se déroule en plusieurs étapes. Là encore, Madame, il va falloir donner de votre personne.

La première étape est la stimulation ovarienne. Le principe est le même que pour les inséminations artificielles : pousser vos ovaires à produire plus de follicules que lors d'un cycle spontané. L'objectif est ici d'obtenir non pas deux ou trois, mais un maximum d'ovocytes de bonne qualité afin de maximiser le nombre d'embryons. Il existe deux types de

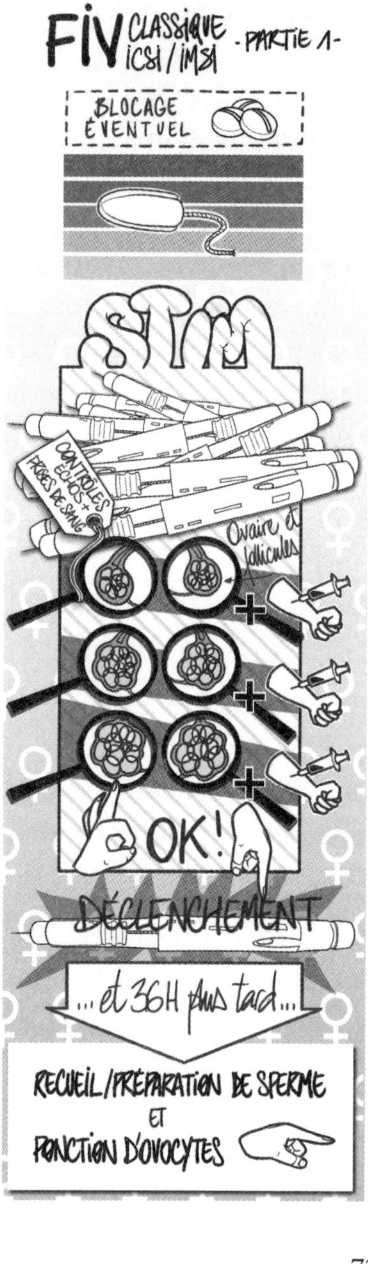

protocoles principaux: le **protocole long**, qui est le plus fréquemment utilisé et qui est particulièrement indiqué pour les femmes ayant une réserve ovarienne normale et le **protocole court**, plutôt réservé aux femmes en insuffisance ovarienne. C'est le gynécologue qui choisira le traitement le mieux adapté à votre cas. Dans tous les cas, vous passerez par la case injections quotidiennes. Si vous ne vous sentez pas de vous planter des aiguilles dans le ventre (ce que l'on peut comprendre), sachez qu'en France, une ordonnance pour des soins infirmiers à domicile vous sera remise (en Belgique, il faudra y aller de votre poche). Sinon, Madame, vous pouvez demander à Monsieur de s'y coller. Monsieur, cela vous donnera l'occasion de faire mumuse avec les stylos injecteurs qui sont à la piqûre ce que les smartphones sont aux téléphones portables : un must. Et puis, un bébé, ça se conçoit à deux (minimum).

Une fois vos follicules suffisamment nombreux et de bonne taille (il faut qu'ils mesurent au moins quinze millimètres) et votre endomètre suffisamment épais, il sera temps de passer à l'étape du **déclenchement de l'ovulation**. Elle consiste en une seule injection qui devra avoir lieu à une heure précise, parfois en plein milieu de la nuit. Le respect de l'horaire est primordial.

Trente-quatre à trente-six heures plus tard aura lieu la **ponction des ovocytes**. Elle se fait sous contrôle échographique à l'aide d'une fine aiguille afin d'aspirer le contenu de chaque follicule soit sous anesthésie générale, soit sous anesthésie locale.

Pendant ce temps (ou un peu avant), Monsieur, il sera temps d'accomplir votre devoir de **recueil** (après une abstinence de deux à quatre jours, vous devriez être à bloc). Là aussi, **votre sperme sera préparé afin de ne garder que les meilleurs spermatozoïdes** et leur faire rencontrer les ovocytes de Madame.

La suite se déroulera en laboratoire. Le biologiste procédera à la **mise en fécondation des ovocytes par les spermatozoïdes**, puis déposera tout ce petit

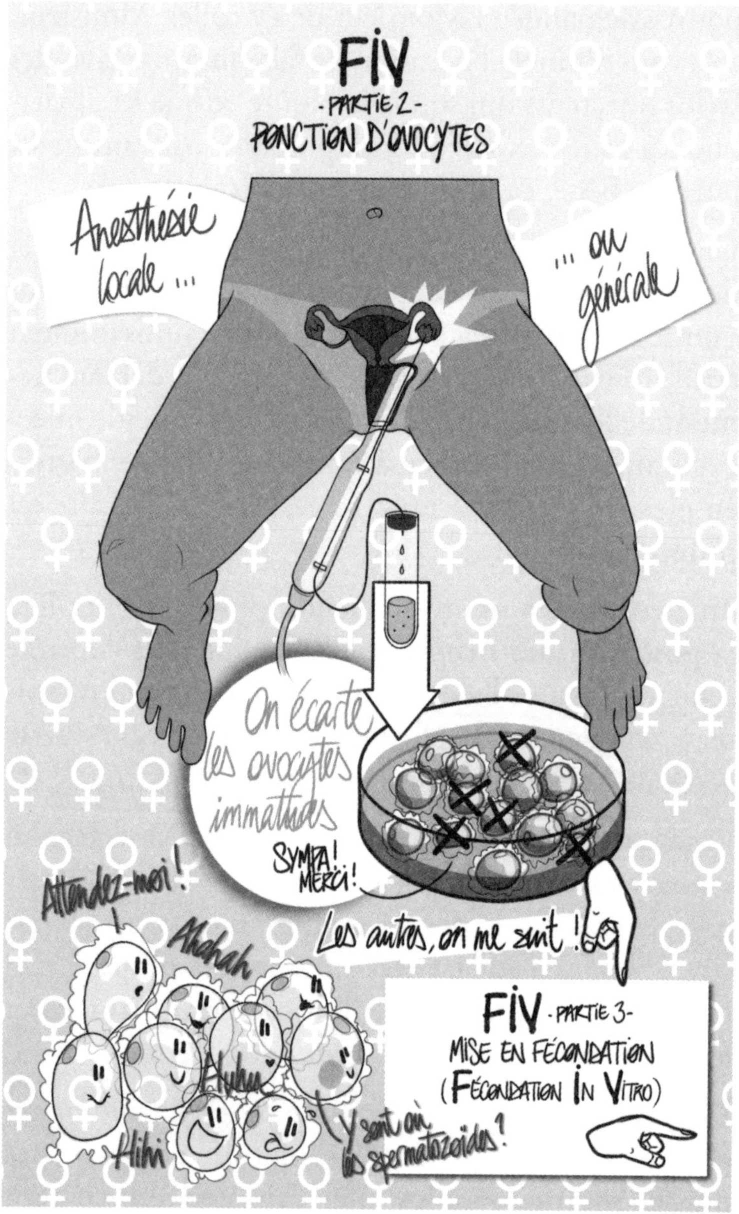
FIV
- PARTIE 2 -
PONCTION D'OVOCYTES
Anesthésie locale ...
... ou générale
On écarte les ovocytes immatures
SYMPA! MERCI!
Attendez-moi!
Ahahah
Les autres, on me suit!
Ahuhu
Hihi
Y sont où les spermatozoïdes?
FIV - PARTIE 3 -
MISE EN FÉCONDATION
(FÉCONDATION IN VITRO)

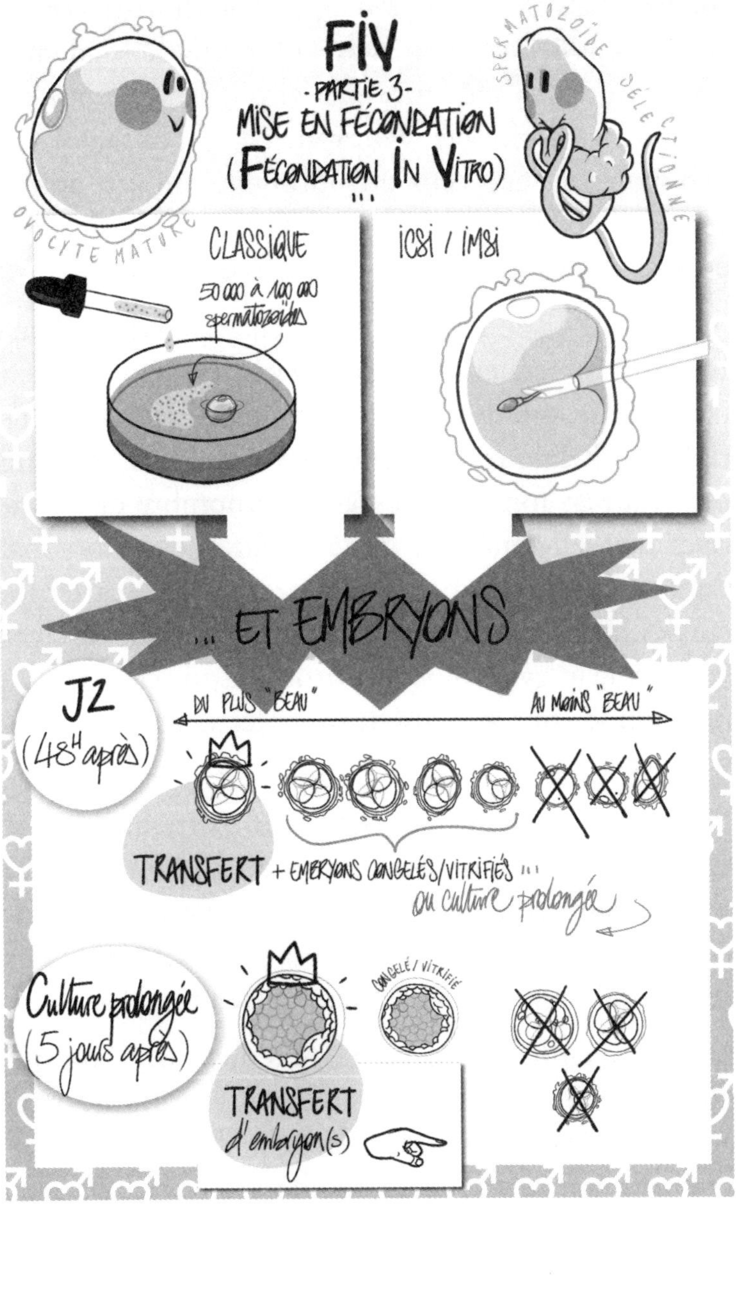
FIV
- PARTIE 3 -
MISE EN FÉCONDATION
(FÉCONDATION IN VITRO)
...
OVOCYTE MATURE
SPERMATOZOÏDE SÉLECTIONNÉ
CLASSIQUE
50 000 à 100 000 spermatozoïdes
ICSI / IMSI
... ET EMBRYONS
J2 (48H après)
DU PLUS "BEAU"
AU MOINS "BEAU"
TRANSFERT + EMBRYONS CONGELÉS/VITRIFIÉS ...
ou culture prolongée
Culture prolongée (5 jours après)
CONGELÉ / VITRIFIÉ
TRANSFERT d'embryon(s)

monde dans un incubateur qui reproduit les conditions du milieu naturel, à savoir l'utérus de Madame : obscurité et température d'environ 37 °C. Tous les ovocytes ponctionnés ne seront pas exploitables par le biologiste. Seuls ceux qui auront atteint une bonne maturité pourront rencontrer les spermatozoïdes et là encore, il n'y aura pas 100 % de fécondation.

Au bout de 48 à 72 heures aura lieu le **transfert d'embryons**. Généralement, le médecin en réimplantera un ou deux afin de limiter le risque de grossesse multiple. En Belgique, ce nombre est déterminé et limité par la loi en fonction de l'âge, du nombre de tentatives déjà effectuées et de la qualité des embryons. Pour ce faire Madame, vous devrez encore écarter les cuisses. Après avoir posé un spéculum pour dégager votre col, le gynécologue introduira un cathéter ou une sonde souple pour déposer les embryons dans votre cavité utérine.

Pour vous, ce sera un moment particulièrement émouvant, clôturant le processus de la fécondation *in vitro* et signant le début d'une attente qui vous semblera une éternité : celle du dosage ß-hCG qui vous dira si oui ou non, Madame est enceinte.

Si plus d'embryons ont été obtenus que ceux qui vous ont été transférés (des embryons surnuméraires) et s'ils sont assez costauds pour cela, ils seront conservés dans une cuve d'azote liquide à -196 °C. Dans ce

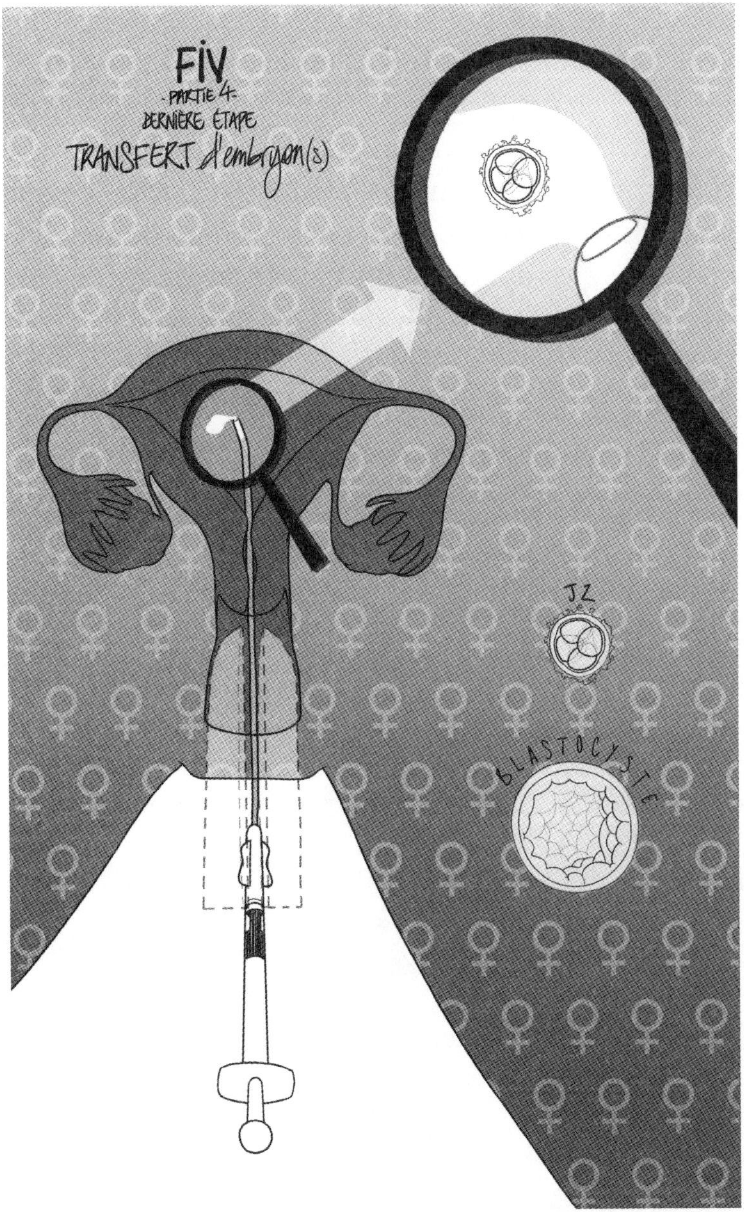
FIV
- PARTIE 4 -
DERNIÈRE ÉTAPE
TRANSFERT d'embryon(s)
J2
BLASTOCYSTE

cas, ils pourront être utilisés à l'occasion d'une nouvelle tentative (**transfert d'embryon(s) congelé(s) ou TEC**) en cas d'échec de votre FIV ou pour mettre en route un deuxième enfant. Chaque année, votre centre vous enverra un formulaire pour savoir ce que vous souhaitez en faire : les conserver, les donner à la recherche, les donner à un couple stérile ou les détruire.

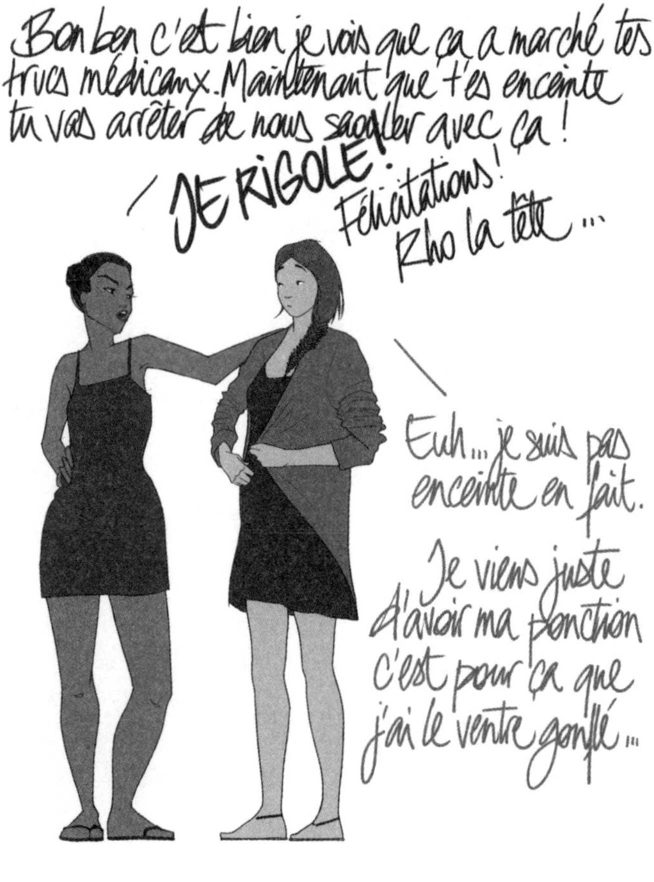
Bon ben c'est bien je vois que ça a marché tes trucs médicaux. Maintenant que t'es enceinte tu vas arrêter de nous saouler avec ça !
JE RIGOLE !
Félicitations !
Rho la tête...
Euh... je suis pas enceinte en fait.
Je viens juste d'avoir ma ponction c'est pour ça que j'ai le ventre gonflé...

Pour un transfert d'embryon(s) congelé(s) (TEC), le traitement hormonal est beaucoup plus léger que pour une FIV. Il peut même se faire sur cycle spontané. Si les embryons ont bien résisté à la décongélation (ce qui est le cas de 80 % d'entre eux), la procédure de transfert est identique à la FIV. Notez que de plus en plus de centres utilisent aujourd'hui la vitrification, une méthode de congélation rapide qui permet une meilleure conservation des embryons. On parle alors de **transfert d'embryons vitrifiés (TEV)**. Cette technique permet également de congeler le sperme et, grande avancée, les ovocytes (uniquement pour raisons médicales, du moins en France).

C'est en Belgique qu'une nouvelle étape majeure dans la fécondation *in vitro* a été franchie. Il s'agit de la **FIV ICSI** (Intracytoplasmic Sperm Injection), développée par le médecin italien Gianpiero Palermo à la VUB (Bruxelles) suite à une erreur de manipulation survenue en 1991. **Elle consiste pour le biologiste à injecter un spermatozoïde directement dans l'ovocyte.** Cette technique est particulièrement recommandée dans les cas d'infertilité masculine sévère et les azoospermies, lorsqu'une biopsie testiculaire permet de prélever des spermatozoïdes. Dans une FIV ICSI, le biologiste sélectionne les spermatozoïdes à l'aide d'un microscope qui les grossit environ 400 fois. Depuis peu est apparue l'**IMSI** (Intracytoplasmic Morphologically selected Sperm

Injection) qui reprend le même principe mais en utilisant un microscope encore plus grossissant (environ 6000 fois) permettant une meilleure sélection des spermatozoïdes.

En 2012, en France, 22 % des FIV réalisées entre conjoints ont abouti à un accouchement et près de 16 % pour les TEC. Cela peut sembler faible, mais il faut se souvenir que dans la nature, les chances de concevoir sont de 25 % par cycle. D'autre part, ces statistiques regroupent l'ensemble des tentatives : ne traitez donc pas tout de suite votre médecin de menteur s'il vous affirme que, compte tenu de votre âge par exemple, vos chances de réussite sont de 35 ou de 40 % : c'est parfaitement possible. Parmi les techniques d'AMP, la FIV est la technique qui offre en moyenne les meilleurs taux de réussite.

Diagnostic préimplantatoire

Le diagnostic préimplantatoire (DPI) est une technique qui consiste à **rechercher des anomalies génétiques ou chromosomiques graves** sur des embryons.

Il s'agit en fait d'ajouter une étape à la fécondation *in vitro*. Après la mise en fécondation des ovocytes par les spermatozoïdes, **on prélève une ou deux cellules**

sur les embryons obtenus afin de les analyser. Ceux porteurs de l'anomalie recherchée (toutes les pathologies ne sont pas recherchées, seulement celles dont on soupçonne le risque de transmission) sont écartés et ceux jugés « sains », s'ils survivent au prélèvement, sont réimplantés dans l'utérus de Madame.

Le DPI est strictement encadré en France comme en Belgique. La loi définit les maladies pouvant faire l'objet d'un tel diagnostic (e.g. la mucoviscidose, la myopathie de Duchenne, la maladie de Huntington…) afin d'éviter toute dérive eugéniste (impossible donc de choisir la couleur de ses yeux). Il s'agit d'une alternative au diagnostic prénatal qui épargne donc aux couples les risques de fausse couche induits par l'amniocentèse (0,5 à 1 % des cas) et surtout la douloureuse question de poursuivre ou non une grossesse en cas d'anomalie (ou de risque élevé d'anomalie) du fœtus.

À l'heure actuelle, seuls quatre centres (Strasbourg, Paris, Montpellier et Nantes) sont habilités en France et un en Belgique (Bruxelles) à pratiquer le diagnostic préimplantatoire. Il va donc falloir vous armer de patience (à ce stade de votre lecture, vous avez sans doute compris que c'est le leitmotiv de ce bouquin : patience).

Le don de gamètes et d'embryons

Si votre stérilité est jugée définitive ou si vous êtes porteur d'une maladie grave que vous risquez de transmettre à votre enfant et qui n'est pas détectable par le diagnostic préimplantatoire, vous pouvez bénéficier d'un don de sperme, d'ovocytes ou d'embryons.

En France, le don répond à trois principes : le volontariat, la gratuité et l'anonymat. Cet anonymat est valable aussi bien pour le couple receveur que pour l'enfant né de ce don. Ni lui, ni vous, ne pourrez obtenir d'informations sur le donneur ou la donneuse. Tous les dons (gamètes et embryons) sont gérés par les CECOS (Centres d'étude et de conservation des œufs et du sperme humains). Il en existe une vingtaine, répartis sur toute la France. **En Belgique, depuis la nouvelle législation de 2007, la condition d'anonymat, si elle reste la règle générale, n'est plus une exigence absolue.** La situation particulière du don d'ovocytes connu constitue une des exceptions les plus fréquentes, où le couple receveur choisit une donneuse qu'il a lui-même amenée. De même, il peut arriver que plusieurs femmes décident de donner leurs ovocytes pour une personne de leur famille, qui pourra donc choisir un ovocyte provenant de sa famille tout en préservant l'anonymat du don. En Belgique, les dons sont gérés par des banques de sperme, souvent universitaires qui, faute

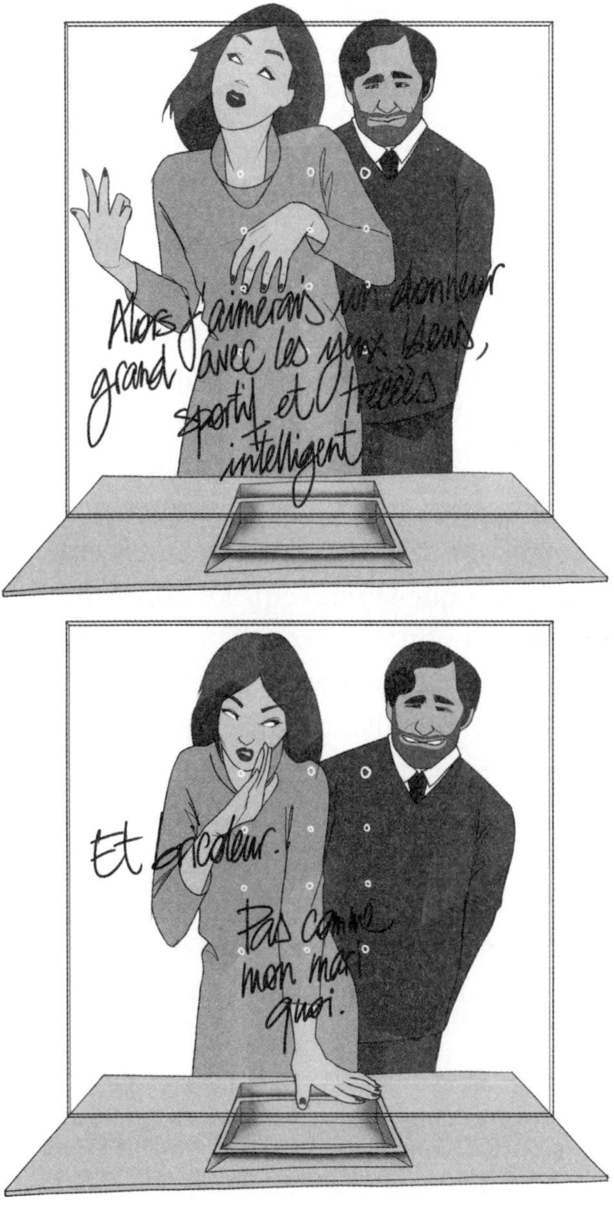
Alors j'aimerais un donneur grand avec les yeux bleus, sportif et trèèès intelligent
Et bricoleur.
Pas comme mon mari quoi.

d'une quantité suffisante de donneurs nationaux, s'approvisionnent auprès de banques étrangères (au Danemark, principalement). Si le don de sperme n'est pas rémunéré en Belgique, le donneur est néanmoins remboursé de ses frais de déplacement.

Les donneurs de sperme doivent être majeurs, avoir moins de 45 ans et être en bonne santé. En France, un donneur doit également être père au moins une fois[2], et s'il est en couple, sa compagne doit avoir donné son accord. Dans la mesure du possible, le CECOS ou la banque de sperme veillera à ce que le donneur ait les mêmes caractéristiques (couleur de peau, d'yeux, de cheveux, corpulence…) et le même groupe sanguin que le receveur. Le don s'effectue par masturbation et plusieurs recueils sont nécessaires. Le sperme sera analysé afin de vérifier son innocuité puis conservé dans une cuve d'azote liquide. En France, le sperme d'un même donneur peut servir à donner naissance à dix enfants maximum dans le but de limiter les risques de consanguinité. En Belgique, pour les mêmes motifs, le sperme d'un donneur peut être utilisé pour fertiliser un maximum de six femmes, limitant donc à six le nombre de fratries consanguines.

2 Lors de la révision de la loi de bioéthique de 2011, l'obligation d'être parent pour les donneurs et donneuses a été levée, mais, à l'heure actuelle (décembre 2014), les décrets d'application n'ont toujours pas été édités.

Les donneuses d'ovocytes répondent aux mêmes principes que les donneurs, à cette différence près qu'elles doivent avoir moins de 37 ans en France, et moins de 35 ans en Belgique (à l'exception d'un don connu assorti du consentement écrit du couple receveur). Leurs ovaires seront stimulés puis ponctionnés, exactement comme pour une FIV. Là encore, les CECOS et banques d'ovocytes tenteront de faire correspondre les caractéristiques physiques de la donneuse et de la receveuse.

En raison de la pénurie de dons de gamètes, les délais pour en bénéficier sont assez élevés. En France, ils sont d'un à deux ans pour un don de sperme et de deux à cinq ans pour un don d'ovocytes. De ce fait, de nombreux couples décident de se rendre à l'étranger, où la législation et donc les conditions d'accès au don se montrent plus souples. En Belgique, le recours aux banques de sperme et aux achats effectués auprès de banques étrangères permet de limiter le temps d'attente à environ trois mois pour les couples hétérosexuels et à une quinzaine de mois pour les couples homosexuels et les femmes seules. Dans ces deux derniers cas, le don non anonyme étant toléré par la loi, le fait d'amener un donneur permet de ramener le délai d'attente à sept mois environ.

En 2012, en France, selon l'Agence de la biomédecine, 422 femmes et 235 hommes ont effectué un don de gamètes mais plusieurs milliers de couples sont inscrits sur les listes des CECOS comme receveurs potentiels. Pour pallier cette pénurie, les CECOS ont mis en place un système qui implique que les couples receveurs recrutent eux-mêmes des donneurs ou des donneuses dans leur entourage (parents, amis, voisins…) moyennant une réduction de délai d'attente substantielle (temps réduit de moitié, parfois plus, tout comme en Belgique). Les dons sont alors dits croisés puisque votre donneur ou donneuse fera un don pour un autre couple que le vôtre afin de respecter le principe d'anonymat. Sachez tout de même qu'à aucun moment, on ne peut vous refuser l'accès au don sous prétexte que vous n'avez pas ramené de donneur (c'est illégal). Il faut toutefois préciser que sans le recours à ce système, le don de gamètes serait quasi impossible en France (déjà qu'il ne se porte pas bien). Il représente 95 % du recrutement des donneuses d'ovocytes.

Concernant le don d'ovocytes, dans les faits, les femmes âgées de plus de 37 ans (35 ans en Belgique) n'y ont pas accès, la priorité étant accordée aux femmes les plus jeunes afin de maximiser les chances de réussite. De ce fait, environ 6 000 couples français traverseraient chaque année la frontière espagnole afin de bénéficier d'une technique pourtant légale en France. Pour eux, cela demande un effort financier souvent considérable, le don d'ovocytes à l'étranger coûtant généralement plusieurs milliers d'euros (en moyenne entre 4 000 et 6 000 €) auxquels il faut ajouter le transport, les frais de séjour et parfois le coût du traitement pour la stimulation ovarienne de la donneuse. Le tout à multiplier par le nombre de tentatives nécessaires à l'obtention d'une grossesse (autant vous dire que si vous n'êtes pas Crésus, vous avez tout intérêt à ce que ça marche du premier coup). Depuis 2009, la Sécurité sociale rembourse une partie du coût des traitements (1 500 €) en vertu du droit des couples à circuler librement en Europe.

En France comme en Belgique, le double don (ovocytes + sperme) est interdit car les couples ont la possibilité d'avoir accès au don d'embryons. Les couples donneurs sont des couples qui sont passés par la FIV pour avoir leur(s) enfant(s) et qui ont souhaité faire don de leurs embryons surnuméraires à un couple stérile. Il n'est pas rare en effet qu'en AMP classique, le nombre d'embryons conçus et viables soit supérieur au nombre d'embryons transférés. Dans ce cas, ceux qui ne sont pas utilisés sont congelés pour une durée théorique maximum de cinq ans. Chaque année, le centre d'AMP demandera au couple ce qu'il souhaite en faire. Il lui est alors loisible de les conserver en vue d'une utilisation ultérieure pour concevoir un autre enfant, de les détruire, de les donner à la recherche ou de les donner à un couple. Le premier enfant issu de l'accueil d'embryon (terme légal) en France est né en 2004. Le don d'embryons reste rare du fait du profil des couples receveurs (il n'est pas courant que les deux membres du couple soient stériles ou risquent de transmettre une maladie grave à leur enfant) mais surtout du fait que peu de couples souhaitent donner leurs embryons (en France, seulement 131 couples en 2012).

Le don de gamètes et d'embryons représente près de 6 % des naissances liées à la procréation médicalement assistée, qui représente à son tour 3 % des naissances en France.

La gestation pour autrui (GPA)

Nous ne pouvions pas ne pas aborder la question de la gestation pour autrui. **Il s'agit pour une femme de porter un enfant qui n'est pas le sien et qu'elle devra remettre aux parents après la naissance.** On parle aussi de mères porteuses. Les personnes souhaitant devenir parents par ce biais sont appelées parents d'intention.

La GPA existe dans de nombreux pays avec un cadre législatif plus ou moins strict. Certains la réservent aux cas où une femme ne peut être enceinte en raison de problèmes médicaux (malformation congénitale de l'utérus, hystérectomie, état de santé incompatible avec une grossesse, etc.). Dans d'autres, elle est ouverte à tous.

Le plus souvent, la mère porteuse (ou gestatrice) n'a pas de lien génétique avec l'enfant qu'elle porte. Les parents conçoivent des embryons avec leurs propres gamètes et ceux-ci sont implantés dans l'utérus de la gestatrice. Dans les cas où la mère d'intention ne peut pas utiliser ses ovocytes (ou s'il n'y a pas de mère d'intention), deux options : soit la mère porteuse est aussi la pourvoyeuse d'ovocytes, soit on fait appel à une donneuse d'ovocytes. Là encore, tout dépend de la législation des pays. Les États ont à statuer sur la possibilité de la GPA dans un cadre familial. Certains médecins encouragent le fait qu'une mère porte l'enfant de sa fille (donc son petit-enfant) alors que d'autres y voient une forme d'inceste.

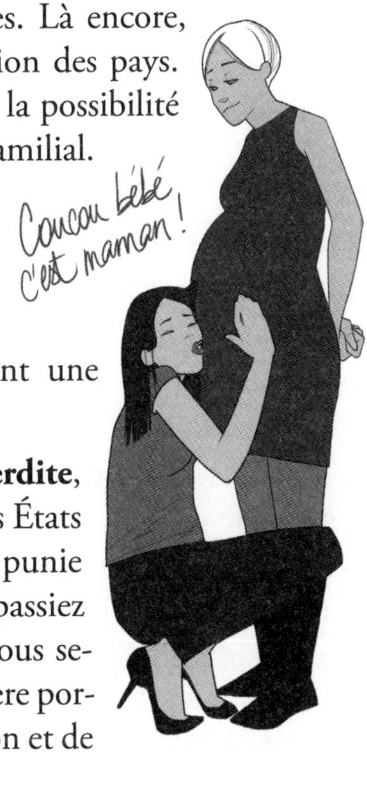

En France, la GPA est interdite, comme dans la plupart des États européens. Elle est même punie par la loi puisque si vous passiez outre cette interdiction, vous seriez passibles (vous et la mère porteuse) de deux ans de prison et de

30 000 € d'amende[3]. C'est à tel point que certaines municipalités ont refusé de transcrire dans leurs registres la naissance d'enfants nés par GPA (mais à ce sujet, en juin 2014, la Cour européenne des droits de l'homme est intervenue et a condamné la France pour non-respect de l'intérêt supérieur de l'enfant). Tout le monde n'est pas d'accord avec le maintien de cette interdiction et **il existe d'ailleurs en Europe un nombre non négligeable de pays, dont la Belgique, qui autorisent la GPA.**

Les arguments contre la légalisation de la GPA

Le premier est avant tout d'ordre éthique. La GPA serait une atteinte grave à la personne, constituant une instrumentalisation du corps de la femme. Elle priverait l'enfant à naître de son statut de sujet en faisant de lui l'objet d'un contrat et même d'un commerce. Les dérives mercantiles difficilement évitables de la GPA constitueraient d'ailleurs une circonstance aggravante de cette atteinte à la dignité humaine. Il pourrait en résulter une exploitation des femmes les plus vulnérables (les pauvres et celles souffrant de troubles psychologiques).

3 Article 227-12 du Code pénal.

Par ailleurs, selon ses détracteurs, la GPA serait assimilable à un abandon programmé de l'enfant. Elle nierait le lien psychique fort qui se crée entre une femme et le fœtus qu'elle porte durant la grossesse. La séparation à la naissance pourrait de ce fait engendrer des conséquences dévastatrices pour la mère porteuse et l'enfant.

Ensuite, toutes les grossesses ne se passent pas bien. Dans des cas qui restent rares dans les pays développés, elles peuvent même mener à la mort de l'enfant et/ou de la femme. Il ne serait donc pas moral de faire courir de tels risques aux gestatrices. Sans compter les risques d'accouchements prématurés (dans ce cas, qui peut et doit prendre la décision de continuer ou d'interrompre les soins qui maintiennent l'enfant en vie ?) et la possibilité de détecter une malformation grave chez le fœtus (qui peut alors décider d'interrompre ou de poursuivre la grossesse ?).

La cause profonde de cette discussion vient du fait que le lien biologique serait trop valorisé dans notre société. Cette survalorisation de la transmission génétique empêcherait les couples dont la femme ne peut porter elle-même un enfant de se tourner vers l'adoption. Sans cela, la GPA n'aurait plus de raison d'être.

Pour finir, si la GPA est légalisée pour des raisons médicales, se posera forcément la question de l'ouvrir aux couples homosexuels, aux personnes seules et même aux couples fertiles qui souhaitent avoir recours à une GPA pour des raisons de confort (femme ne souhaitant pas voir son corps se déformer ou interrompre sa carrière, homme ne souhaitant pas que sa femme soit enceinte, etc.).

Les arguments en faveur de la légalisation de la GPA

Pour les partisans de la GPA, il ne s'agirait pas d'une atteinte à la dignité des femmes, ces dernières étant parfaitement capables de décider ce qu'elles souhaitent faire de leur propre corps. Quand on interroge les gestatrices dans les pays occidentaux où la GPA est légale, l'argent est d'ailleurs loin de constituer leur motivation principale. Bien entendu, il y a des abus (il y en a aussi dans le cadre de l'AMP classique) et c'est pour cela qu'un cadre législatif strict est primordial.

Ensuite, la remise par la gestatrice d'un enfant né d'une GPA ne serait pas comparable à un abandon, cet acte faisant l'objet d'un contrat clair avec les parents d'intention et l'enfant étant avant tout issu du désir fort de ces derniers. Les échanges qui ont lieu entre la femme et le fœtus durant la grossesse ne suffiraient pas à créer le lien mère-enfant, sans quoi l'adoption serait également vouée à l'échec. Par ailleurs, les études sur le devenir des mères porteuses et des enfants, même si elles demandent encore à être confirmées sur la durée, seraient rassurantes.

Il serait du ressort de la médecine de prévenir les femmes candidates des risques liés à une GPA. Il s'agit là d'un principe comparable au don d'organe entre vivants, qui s'accompagne également de son lot de risques pour le donneur. Ensuite, libre à la future gestatrice de prendre sa décision en connaissance de cause.

Pour terminer, il serait inacceptable de laisser les couples stériles en souffrance sans réponse. Les femmes qui ne peuvent être enceintes pour raisons médicales le vivent comme une injustice terrible. L'interdiction de la GPA ne ferait que renforcer ce sentiment. Outre la difficulté croissante et le temps nécessaire pour la mener à bien, l'adoption ne serait pas une réponse satisfaisante pour tous. La GPA serait donc une réponse à l'infertilité parmi d'autres techniques d'AMP. Une fois encore, c'est la loi qui doit définir dans quel cadre pourrait s'exercer la GPA, pour qui et comment.

Alors qu'un rapport du Sénat[4] s'était déclaré en faveur de la légalisation de la GPA en 2008, François Hollande excluait absolument cette idée sous son mandat en 2014. Autant dire que la question de la

4 http://www.senat.fr/rap/r07-421/r07-421-syn.pdf

légalisation de la GPA en France n'a pas fini d'être débattue. Il s'agit d'un sujet complexe qui ne peut être réduit une fois pour toutes à une conclusion sans nuances.

L'adoption

Si vous ne souhaitez pas passer par l'AMP ou si celle-ci n'a pas fonctionné pour vous, il vous reste la possibilité d'adopter. Vous pouvez mener de front les traitements médicaux et la procédure d'adoption, mais sachez que c'est assez mal considéré par les services sociaux qui délivrent l'agrément puisqu'on vous demandera d'avoir fait le deuil de l'enfant biologique au moment d'entamer vos démarches.

Qui peut adopter ?

Pour adopter en couple en France, il faut être marié et avoir plus de 28 ans (sauf si vous êtes mariés depuis plus de deux ans). Ah, et il faut aussi vivre ensemble. Si vous êtes pacsés ou en union libre, sachez que vous pouvez adopter chacun de votre côté, mais pas ensemble (remarquez en cas de séparation, c'est pratique, chacun part avec son môme sous le bras, pas de problème de garde alternée).

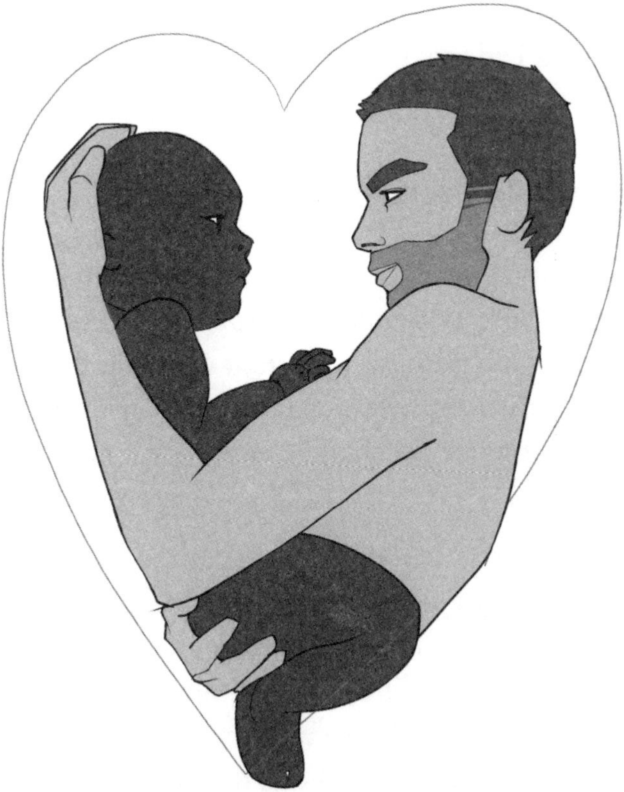

En Belgique, l'âge minimum est de 25 ans (18 en cas d'adoption de l'enfant du conjoint, tout comme en France). Le mariage n'y est pas exigé : la cohabitation légale et même la cohabitation de fait depuis au moins trois ans est suffisante.

En France comme en Belgique, vous pouvez aussi adopter en tant que célibataire. Les exigences d'âge restent d'application, à savoir respectivement 28 et 25 ans (et vivre avec vous-même, mais cela va de soi).

Le fait que vous ayez déjà des enfants n'est pas un obstacle à l'adoption.

La demande d'agrément

Pour adopter en France, il faut un agrément. Vous devez en faire la **demande auprès du Président de votre Conseil général** (qui peut être une Présidente, parité, égalité des sexes, tout ça) par écrit (l'occasion de ressortir votre Bescherelle et votre dictionnaire des synonymes).

Une fois votre demande prise en compte, vous serez convoqués à une **réunion ou un entretien d'information** (tout dépend de votre département) qui, comme son nom l'indique, a pour mission de vous informer des conditions de l'adoption en France. On vous dressera un état des lieux des enfants adoptables dans votre département, de l'adoption internationale, des démarches administratives et juridiques, des aspects psychologiques et sociaux de l'adoption, de son coût (entre 10 000 et 15 000 € en moyenne pour une adoption à l'étranger, c'est le moment de casser votre PEL), etc.

Suite à cette mise en bouche, vous devrez **confirmer votre souhait d'adopter par écrit** auprès de votre Conseil général.

En Belgique, le nom des organismes mis à part, cette première phase est sensiblement identique. **L'inscription se fait par courrier auprès de l'une des autorités centrales communautaires (ACC)** (il y en a une par communauté et une fédérale, qui coordonne les adoptions internationales). Une fois cette inscription enregistrée, vous serez invité à **participer à un cycle de préparation à l'adoption**. Au terme de ces séances, qui durent quatre mois, vous recevrez un certificat valable dix-huit mois qui vous permettra de poursuivre la procédure. Il s'agira en l'occurrence de s'adresser soit à un **organisme d'adoption agréé (OAA)** pour les adoptions internes (nationales), soit au **tribunal de la jeunesse** (adoption internationale) où vous déposerez une requête en vue d'obtenir un jugement d'aptitude.

Commence ensuite l'**enquête sociale et psychologique**. En France, elle sera réalisée par les services de l'Aide Sociale à l'Enfance (ASE) et en Belgique, par votre autorité centrale communautaire. Vous aurez plusieurs entretiens avec des travailleurs sociaux (dont un au moins à votre domicile mais pas de panique, vous serez prévenus, vous aurez le temps de faire le ménage) et des psychologues. Ils ont pour vocation de vous accompagner dans votre projet d'adoption et d'enrichir votre réflexion. À l'issue de ces entretiens, les professionnels rendront un avis que vous pourrez consulter quinze jours avant que votre demande ne soit examinée par une commission d'agrément. En Belgique, c'est le juge de la jeunesse qui rend un jugement d'aptitude pour les adoptions internationales. Le nombre d'enfants laissés à l'adoption en Belgique étant extrêmement faible, la grande majorité des adoptions nationales est réalisée par des beaux-parents, qui adoptent donc l'enfant de leur partenaire. Cette dernière procédure est encadrée par un OAA.

En France, 80 % des demandes d'agrément sont accordées. Dans 10 % des cas, les couples abandonnent leur projet d'adoption et 10 % se voient opposer un refus. Si vous êtes dans ce dernier cas, vous pouvez déposer un recours gracieux auprès du Président du Conseil général dans un délai de deux mois avant de saisir le tribunal administratif[5]. À noter qu'il existe de fortes disparités dans l'attribution des agréments en fonction des départements. En Belgique, c'est la cour d'appel qui est compétente pour tout recours en matière d'adoption.

L'agrément est valable pour une durée de cinq ans (quatre en Belgique, mais il vous est possible de demander des prolongations successives de deux ans). Il peut préciser le nombre d'enfants (souhaitez-vous accueillir une fratrie ?), l'âge et les caractéristiques de

5 L'association Égalité Adoption peut vous aider dans vos démarches.

l'enfant (acceptez-vous un enfant avec un handicap ou des problèmes de santé et si oui, lesquels ?).

En France, vous devrez confirmer chaque année le maintien de votre volonté d'adopter auprès de votre Conseil général. Passé le délai de cinq ans, si aucun enfant ne vous a été attribué, vous devrez refaire une demande d'agrément.

En moyenne, en France, il faut compter neuf mois pour obtenir l'agrément. Celui-ci est valable sur tout le territoire (vous pouvez adopter un enfant d'un autre département que celui où vous résidez) et pour les adoptions à l'étranger. En Belgique, la situation est comparable, sachant que le cycle de préparation dure quatre mois, que l'enquête sociale doit être réalisée dans les deux mois du jugement qui l'ordonne, et que le juge dispose ensuite de quarante-cinq jours pour rendre son jugement d'aptitude après réception du rapport d'enquête.

Adoption plénière/adoption simple

L'adoption plénière est la plus répandue. **Elle casse la filiation d'origine de l'enfant pour la remplacer par la vôtre.** En France, un nouvel acte de naissance sera édité et celui d'origine sera annulé. L'enfant doit avoir moins de 15 ans et s'il est âgé de 13 ans et plus, son accord est nécessaire. Il prend automatiquement votre patronyme et acquiert automatiquement la nationalité française. Il bénéficie des mêmes droits que n'importe quel enfant biologique. Vous ne pouvez pas épouser votre enfant adoptif (ouais, c'est de l'inceste !).

En Belgique, l'adoption plénière est possible pour tout enfant mineur. Le consentement de l'enfant à son adoption est requis s'il a au moins 12 ans. Le changement de nom ainsi que l'octroi des droits de succession et de la nationalité belge sont automatiques.

Pour **l'adoption simple**, il n'y a pas de conditions d'âge, mais si l'adopté a plus de 13 ans (12 ans en Belgique), il faut son accord (on ne peut pas adopter quelqu'un contre son gré). Dans ce cas, **la filiation d'origine n'est pas rompue**, mais on vous octroie l'autorité parentale exclusive. L'attribution de la nationalité française n'est pas automatique et l'adopté peut soit porter votre patronyme seul, soit l'ajouter à son nom d'origine. Vous ne pouvez pas épouser votre enfant adoptif (on vous a dit non !). En Belgique, l'attribution de la nationalité belge est automatique pour les adoptions d'enfants mineurs. L'adoption d'un majeur ne confère en revanche pas la nationalité belge. Comme en France, le changement de nom est théoriquement automatique, mais les parents peuvent demander au tribunal que l'enfant conserve son nom en le faisant précéder ou suivre du leur.

Adoption nationale ou internationale

Chaque année, en France, 8 000 agréments sont accordés, mais **très peu d'enfants sont en fait adoptables sur le sol français**. Selon l'Observatoire national de l'enfance en danger, au 31 décembre 2012, 2 328 enfants avaient le statut de pupille de l'État, mais seuls 929 faisaient l'objet d'un projet d'adoption. Une large partie de ces enfants ne seront pas adoptés en raison de leur âge (au-delà de 8 ans, ils ont en pratique peu de chances de trouver une famille), de leur état de santé ou d'un handicap. Le plus souvent, le souhait des parents est d'adopter des enfants jeunes et en bonne santé. Il faut compter en moyenne cinq ans pour une adoption nationale. En Belgique, on l'a vu, la majorité des adoptions nationales concerne des beaux-parents adoptant l'enfant de leur conjoint, ce qui raccourcit considérablement la procédure.

C'est pour cela que la majorité des adoptions a lieu à l'étranger (80 % des cas en France). La France est le deuxième pays derrière les États-Unis concernant le nombre d'enfants adoptés à l'international. Cela permet aux futurs parents d'espérer un enfant plus jeune et surtout dans des délais un peu moins longs qu'en France. Pour autant, l'adoption internationale se durcit. 1 343 enfants étrangers ont été adoptés par des familles françaises en 2013 d'après le ministère des Affaires étrangères alors qu'ils étaient encore 3 847 en 2005. En Belgique, ils étaient 219 en 2013 contre 381 en 2006. De plus en plus de pays ratifient la convention de La Haye de 1993 qui prévoit que les enfants soient placés dans leur famille élargie ou qu'ils soient adoptés dans leur pays d'origine en priorité afin de leur éviter le traumatisme du déracinement. Par ailleurs, le niveau de vie dans ces pays augmente, voyant apparaître une classe moyenne qui, elle aussi, souhaite adopter. La réalité est telle qu'il devient aujourd'hui presque illusoire d'espérer adopter un bébé sans problème de santé.

Pour autant, ne vous découragez pas. L'adoption est toujours possible. Il vous faudra beaucoup de patience (si vous êtes passés par l'AMP, vous avez l'habitude), de persévérance (idem) et de confiance en votre projet parental. Pour adopter à l'étranger, vous avez le choix entre trois possibilités :

- **l'AFA (Agence française de l'adoption) ou, en Belgique, votre ACC** : elle gère les démarches d'adoption avec les pays signataires de la convention de La Haye ou ayant des accords bilatéraux avec elle.

- **Les OAA (organismes autorisés pour l'adoption)**. Ils s'occupent des démarches avec le pays d'origine de l'enfant, connaissent bien le terrain, mais sont aussi très sollicités, ce qui induit une sélection des parents sur dossier.
- **L'adoption par démarche individuelle.** Si elle est tout indiquée pour l'adoption nationale, elle est plus compliquée lors de vos démarches à l'étranger. Il vous faut trouver un pays qui n'impose pas de passer par un OAA ou par l'AFA (ou votre ACC). Il faudra vous dépatouiller avec la législation du pays, prendre contact vous-même avec un orphelinat ou passer par un avocat.

Il existe de nombreux livres et sites pouvant vous renseigner sur l'adoption et qui vous aideront à élaborer votre projet. Vous l'aurez compris, rien de tout cela n'est simple : cela vaut peut-être le coup d'éteindre la télé et de bien mûrir votre entreprise avant de vous y lancer.

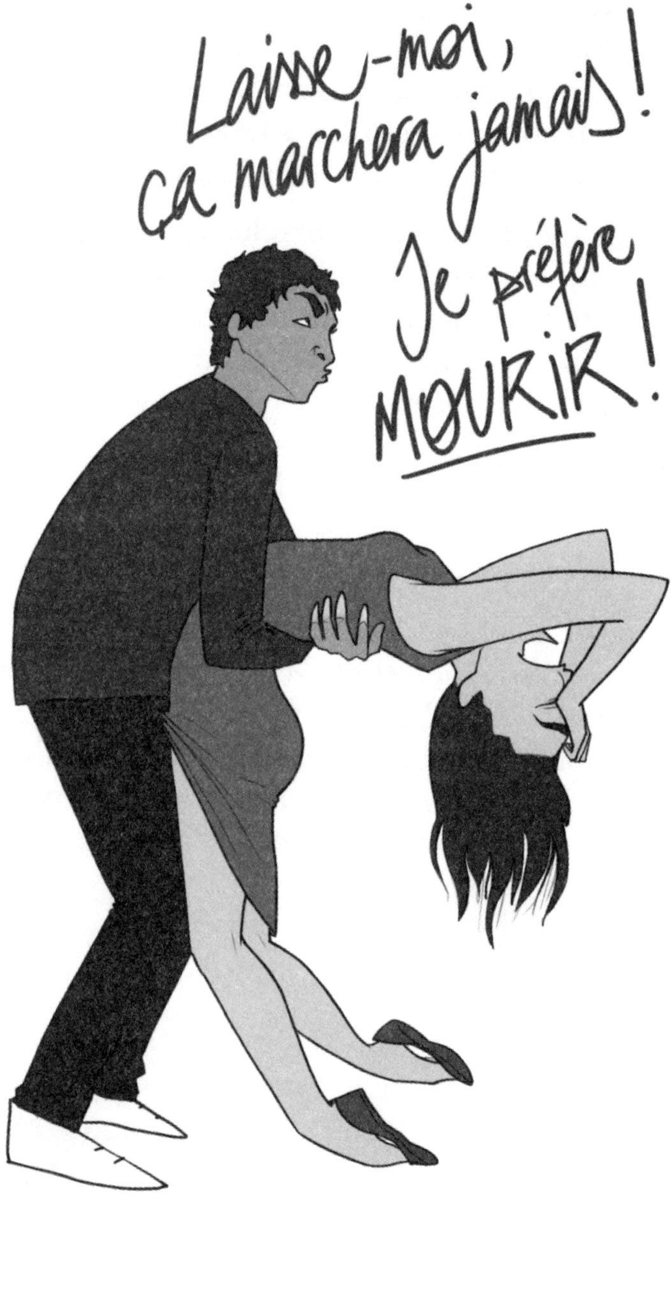
Laisse-moi, ça marchera jamais !
Je préfère MOURIR !

PARTIE 2
LA VIE EN AMP

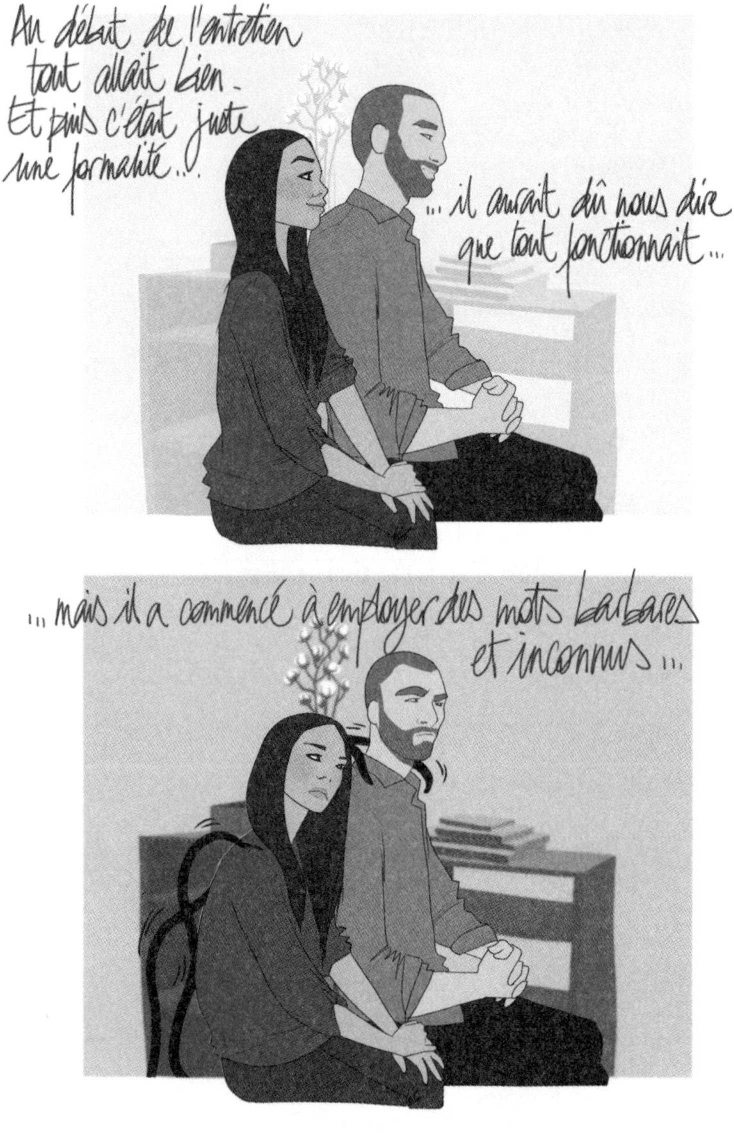
Au début de l'entretien tout allait bien. Et puis c'était juste une formalité...
... il aurait dû nous dire que tout fonctionnait...
... mais il a commencé à employer des mots barbares et inconnus...

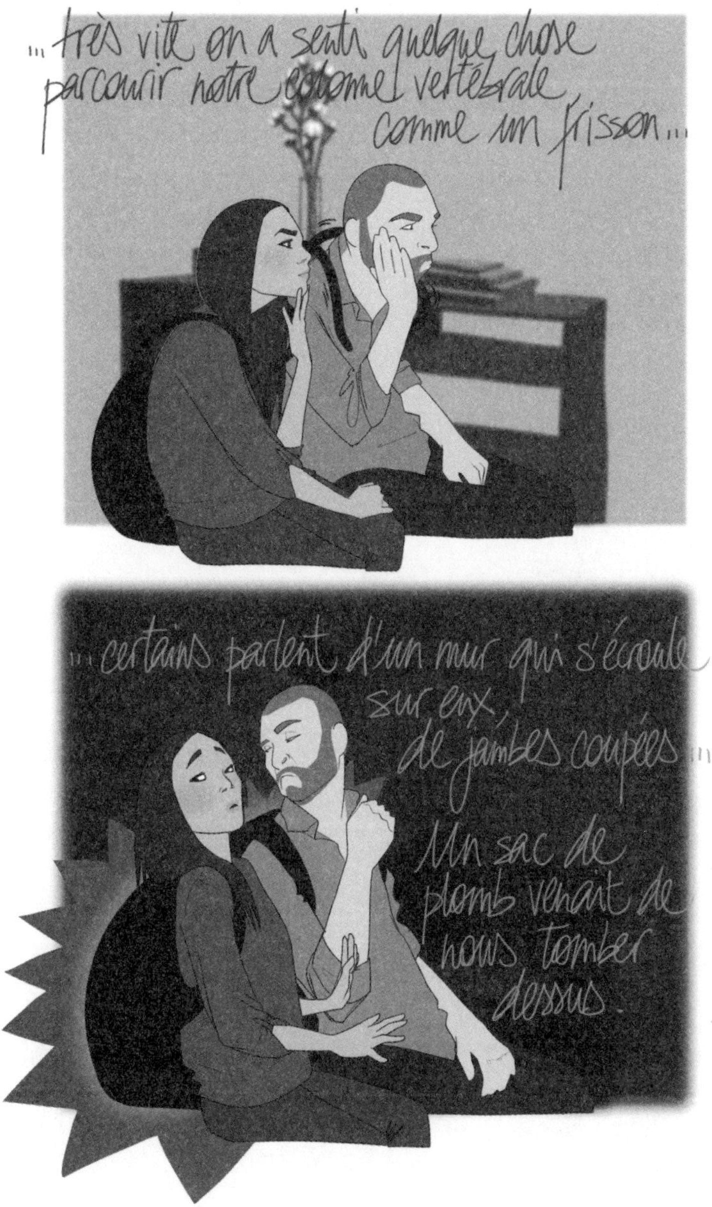
... très vite on a senti quelque chose parcourir notre colonne vertébrale, comme un frisson...
... certains parlent d'un mur qui s'écroule sur eux, de jambes coupées...
Un sac de plomb venant de nous tomber dessus.

C'est pas juste !

Le choc de l'annonce

VOUS ÊTES TOUS LES DEUX, main dans la main, dans le cabinet du Dr Machin qui prononce des mots comme endométriose, asthénospermie, réserve ovarienne insuffisante ou que sais-je encore. Il vous parle d'AMP (ah bon, on ne dit pas PMA?), de prise en charge à 100 % de la Sécu, de réunions d'information, de visite obligatoire chez le psy, de traitements, d'examens complémentaires, de consentements à signer…

Il parle et vous, vous comprenez que ce n'est pas à un personnage de fiction que ça arrive, ni à votre collègue de bureau (Henri, marié avec Annette depuis douze ans, ils n'ont pas d'enfants, vous vous êtes toujours demandé pourquoi), ni à vos voisins (alors que, soyons honnêtes, vu comment leurs gosses sont bruyants et mal élevés, on aurait préféré). Non, c'est de vous qu'il s'agit.

Mince.

Vous repensez à ces reportages vus à la télé avec pour titre « un enfant à tout prix », qui parlent de femmes accouchant à 60 ans ou plus, de banques de sperme où on peut choisir son donneur (dont des prix Nobel) sur catalogue, de grossesses multiples (les sextuplés, c'est que du bonheur), de mères porteuses, de femmes de 45 ans qui vont en Espagne acheter des ovocytes, de tri des embryons en fonction de leur sexe… Et là, vous réalisez que ces gens que vous regardiez (avec un peu de pitié) dans ces émissions racoleuses, c'est vous.

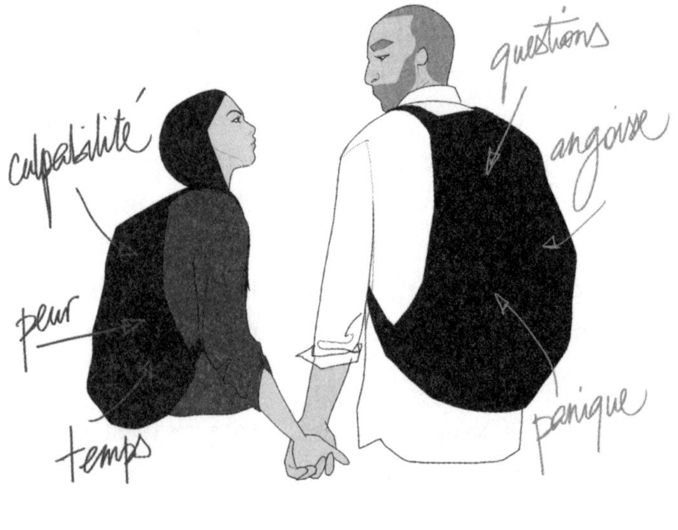

Vous avez envie de pleurer.

Pendant ce temps, le Dr Machin continue de dégoiser et vous ponctuez son discours de hochements de tête et de « bien sûr docteur » subtilement placés pour qu'il croie que vous buvez ses paroles, mais c'est juste pour faire bonne figure. Il finit (enfin !) par vous demander si vous avez des questions.

Heu, c'est-à-dire que oui, plein. Mais là, vous êtes un peu sonnés et rien ne vous vient (c'est dommage, pour une fois que vous pouvez en placer une). Vous n'avez qu'une envie : rentrer chez vous pour digérer la nouvelle (et pourquoi pas pleurer tout votre soûl). Vous remerciez le médecin et prenez congé.

Alors voilà, vous êtes infertiles. Les Gaulois avaient, paraît-il, peur que le ciel leur tombe sur la tête, vous

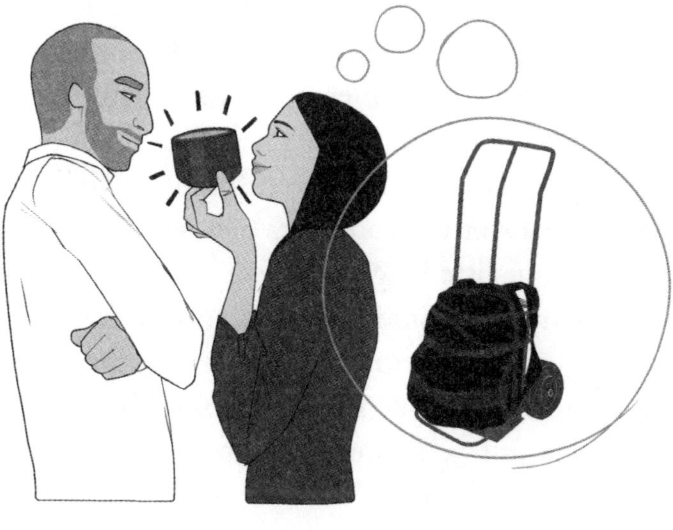

venez de découvrir qu'ils avaient raison. C'est ce qui vient de vous arriver.

Ça n'arrive donc pas qu'aux autres.

Pourquoi nous ?

Vous êtes amoureux, en bonne santé, en âge de procréer, vous vous considérez comme des gens bien alors pourquoi ça vous tombe dessus ? Pourquoi ne pouvez-vous pas faire ce que tout le monde fait le samedi soir devant Patrick Sébastien (ou sur la machine à laver, dans les toilettes d'un bar, sur la banquette d'une voiture, accessoirement dans un lit), à savoir un enfant.

« L'univers est une énorme injustice. Le bonheur a toujours été une injustice », écrivait Jules Romains. C'est pas faux. Cela dit, à ce stade des événements, Jules Romains, vous vous en fichez certainement. Vous avez l'impression que Dieu, s'il existe, a pointé son gros doigt boudiné sur vous en disant : « Vous, vous allez en chier » et vous aimeriez bien savoir pourquoi. Vous avez une liste longue comme le bras de gens qui mériteraient d'être infertiles (vos voisins donc, votre cousine qui a cassé votre console de jeux quand vous étiez enfant, la sadique du laboratoire d'analyses qui vous a pété une veine lors d'une prise de sang, votre dentiste…) à lui soumettre.

Vous êtes en colère. Tellement en colère. Et tristes, inquiets, blessés, incrédules, stupéfaits, désespérés. Vous en voulez au monde entier.

Dans les contes de votre enfance, à la fin, le prince et la princesse « se marièrent, eurent beaucoup d'enfants et vécurent très heureux ». Personne ne vous avait prévenus que parfois, le prince est OATS et qu'il faut en passer par une FIV ICSI. Personne ne vous a dit que dans certains cas, à 30 ans, la princesse a les ovaires de sa grand-mère et qu'il faut songer au don d'ovocytes.

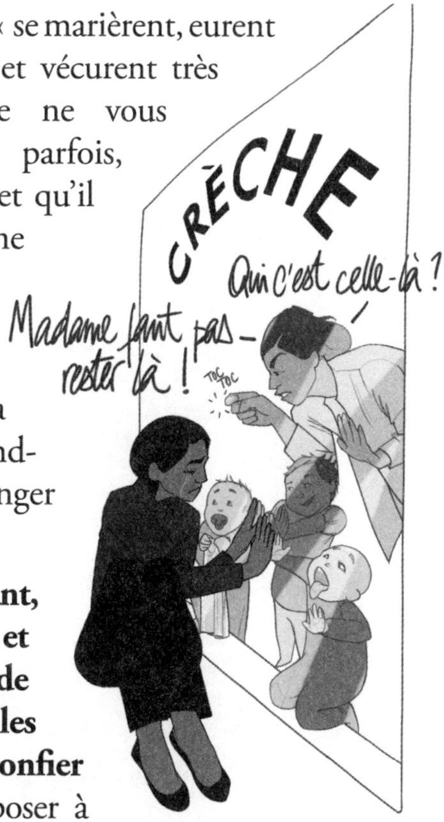
CRÈCHE
Qui c'est celle-là ?
Madame faut pas rester là !
TOC TOC

Votre désir d'enfant, à la fois si intime et si commun, fruit de votre amour à tous les deux, vous allez le confier à la médecine, l'exposer à des hommes et des femmes qui n'ont pas été conviés dans votre histoire mais sans qui vous ne pourrez pas devenir parents. Ce n'est plus juste une histoire entre vous, Madame, et vous, Monsieur, c'est aussi celle de la médecine et même, celle de la société, qui encadre les pratiques de l'AMP. C'est comme si vous aviez invité le staff de l'hôpital Saint-Machin et de l'Agence de la biomédecine dans votre lit (c'est fou comme tout à coup, votre matelas *king size* vous paraît étroit).

Vous qui pensiez que faire un enfant était la chose la plus naturelle du monde, vous voyez vos projets de vie sérieusement remis en question. Et si le prince et la princesse n'avaient jamais d'enfant? Le prince et la princesse s'aiment-ils suffisamment pour affronter cet avenir incertain?

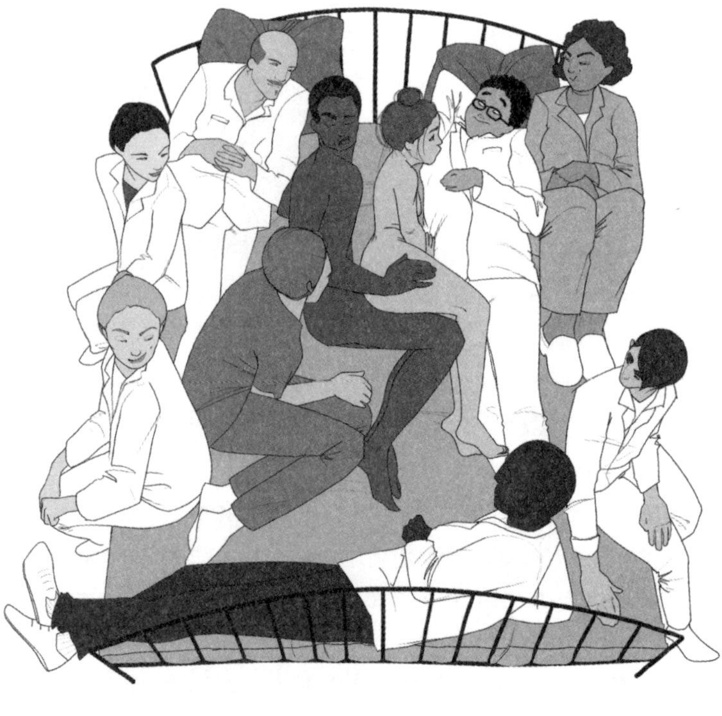

Une histoire de couple, mais…

TRADITIONNELLEMENT, pour faire un enfant, il faut être deux. Du moins, vous, c'est comme ça que vous aviez envisagé la chose. C'est la nature qui est faite comme ça et jusqu'à présent, elle a plutôt été de votre côté (vos cheveux doux et brillants, vos dents blanches et bien alignées, votre souplesse qui vous permet de tenir la position du lotus au moins un quart de seconde, ce qui vous sera utile le jour où vous vous mettrez au yoga). Là, elle vient de vous dire « merde » (du moins, c'est comme cela que nous l'interprétons, la nature ne parle pas bien le français, on a parfois du mal à la comprendre).

Vous voilà tous les deux avec votre projet d'enfant d'un côté et votre diagnostic d'infertilité de l'autre.

Forcément, le second remet un petit peu en question le premier. Et c'est votre couple qui vacille.

Quand vous vous sentez coupable/vous lui en voulez

Le truc avec l'infertilité, c'est que peu importe le responsable (mais pas coupable) de votre impossibilité à repeupler le monde (qui n'en demandait pas tant, c'est vrai), **c'est dans l'immense majorité des cas Madame qui va se taper tous les traitements**, même si vous vous en prenez plein la tronche tous les deux. La faute au fait qu'une stimulation ovarienne efficace nécessite des ovaires et un utérus pour y loger le ou les embryon(s) (l'objectif étant que la cohabitation dure neuf mois).

Tout cela crée un décalage entre vous. C'est votre corps, Madame, qui va subir les effets de la prise d'hormones comme les bouffées de chaleur (maintenant, vous croirez votre mère quand elle vous dit que la ménopause, c'est l'enfer), la prise de poids (maintenant, vous croirez votre cousine Rachel quand elle vous dit que trouver des vêtements sexy en grande taille, c'est l'enfer) ou l'irritabilité (non, rien). C'est aussi votre corps qui sera exposé à la vue des médecins (et soyons claires, ce ne sont pas vos genoux, fort jolis au demeurant, qui les intéressent), votre sang qui sera pompé (oui bon, on ne vous en prend pas tant que ça, mais ça fait des bleus aux bras) et vos follicules qui seront ponctionnés. Alors si, en plus, vous avez reçu des 20/20 à tous les examens lors du bilan de fertilité (avec les félicitations du jury pour votre endomètre) contrairement à Monsieur qui a des spermatozoïdes neurasthéniques, il est possible que tout cela vous semble un peu inéquitable. Et même si vous savez que ce n'est pas joli-joli et qu'il n'y peut rien, à ses spermatozoïdes neurasthéniques, il se peut que vous lui en vouliez quand même d'être infertile.

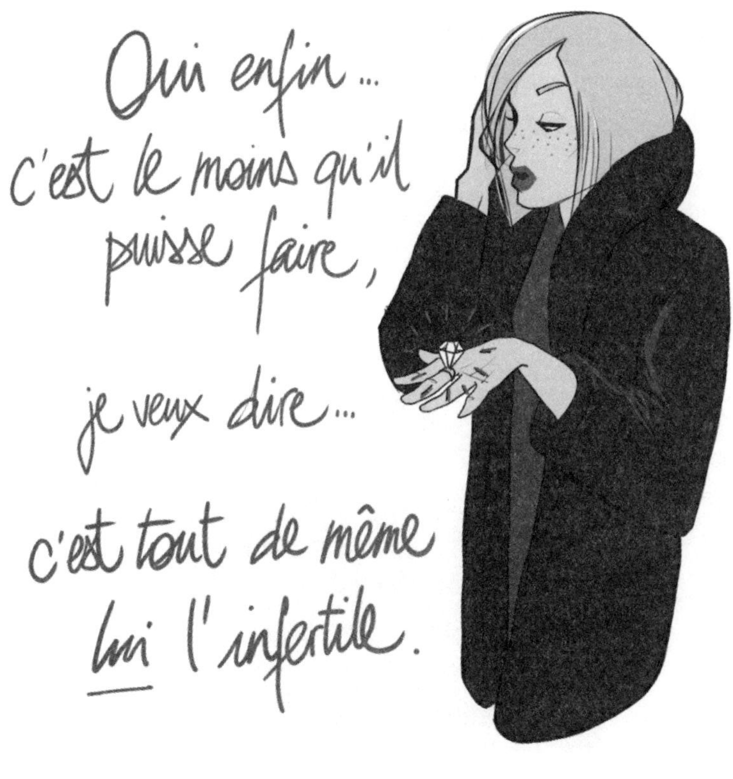
Oui enfin...
c'est le moins qu'il
puisse faire,
je veux dire...
c'est tout de même
lui l'infertile.

Monsieur, votre place n'est guère enviable pour autant. En dehors du recueil de sperme, où on aura besoin de vous (et encore, si vous ne passez pas par le don de sperme), vous aurez un peu l'impression de jouer les figurants. Cela se passe dans son corps à elle et une partie de ce qu'elle vit vous échappe. Pour autant, vous pouvez l'aider. Votre rôle, c'est de la soutenir, de l'encourager, de la valoriser (elle est belle, elle est merveilleuse, elle est forte). Notre conseil : ne jamais, JAMAIS lui parler de sa prise de poids. Non, elle n'a pas pris du cul, son cul est splendide. Et quand elle se plaint d'être grosse, à tort ou à raison, ne lui répondez pas : « Ben ouais, ça irait peut-être mieux si tu arrêtais de

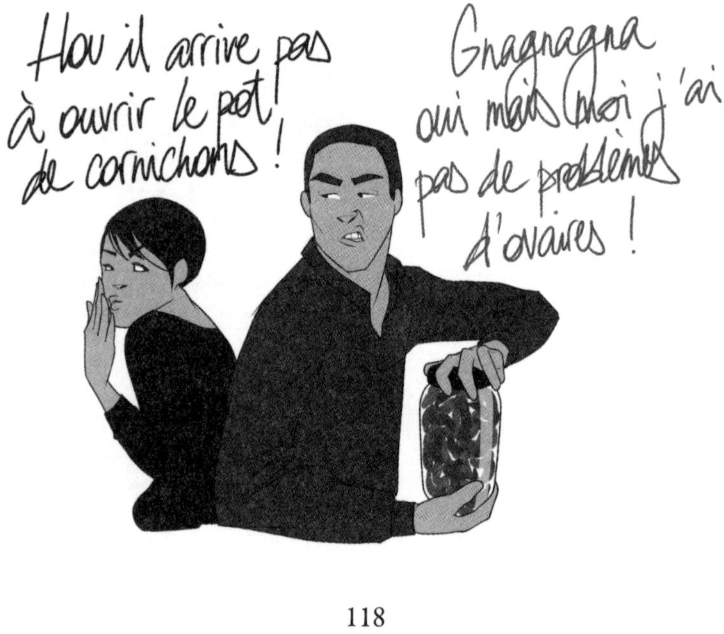
Hou il arrive pas à ouvrir le pot de cornichons !
Gnagnagna oui mais moi j'ai pas de problèmes d'ovaires !

ne te nourrir que de pâte à tartiner et de biscuits au chocolat. » S'il devient évident qu'elle a gonflé, c'est toujours la faute de ces satanées hormones. Apprenez à faire le dos rond quand elle vous hurle dessus parce que vous vous êtes trompé de marque de lessive (en parlant de lessive, c'est le moment tout trouvé pour lui prouver que vous savez faire fonctionner le lave-linge et passer l'aspirateur). Ce n'est pas de sa faute, elle est gavée d'hormones. Gardez en tête qu'une stimulation ovarienne finit toujours par se terminer et que théoriquement, elle devrait redevenir la jeune femme aimable et tendre que vous avez toujours connue (sauf si à la base, elle n'est ni aimable, ni tendre, mais dans ce cas-là, vous avez l'habitude). Soyez à ses côtés le plus souvent possible (non, ne prévoyez pas d'aller mater la finale de rugby au pub avec vos potes le jour du transfert d'embryon) et rappelez-lui que ce bébé, vous le voulez autant qu'elle.

De toute façon, dites-vous bien que **la culpabilité est livrée avec le package infertilité**. Vous culpabiliserez d'être infertile, de ne pas le/la quitter pour qu'il/elle puisse refaire sa vie ailleurs avec un/une fertile, d'être fertile mais pas assez pour compenser sa fertilité défaillante, de lui en vouloir, de ne pas toujours le/la comprendre, de le/la voir souffrir, de ne pas faire de vos parents des grands-parents (vos frères et sœurs s'en chargeront peut-être mais, étrangement, cela ne vous console pas vraiment), de la façon dont vos éventuels enfants vivront tout cela, de détester le monde entier et particulièrement ceux qui font des gosses et d'avoir enterré trois fois votre grand-mère pour justifier vos absences auprès de votre patron.

Et vous savez quoi ? Vous êtes normal. Vous êtes juste un être humain qui doit faire face à un des événements les plus difficiles qu'un couple puisse traverser.

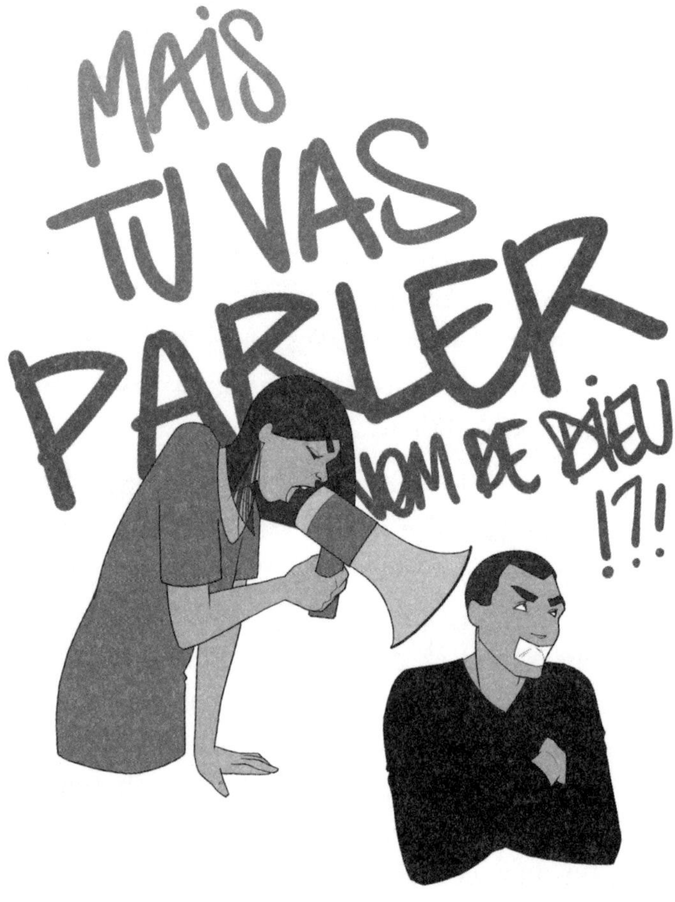

Ça passe ou ça casse

Dans les téléfilms du dimanche après-midi, sur des chaînes de télévision qui ne cherchent absolument pas à vendre du temps de cerveau disponible (le vôtre en l'occurrence) à des marchands de soda, quand un couple est infertile, il affronte dignement la situation, porté par son amour inconditionnel et son courage immense. Car, dans les téléfilms du dimanche après-midi, le couple infertile est courageux. Jamais il ne se balance des assiettes à la tronche en hurlant : « De toute façon, j'aurais dû me méfier quand tu m'as présenté ta mère, t'es pire qu'elle ! » Et ils ont bien raison : à la fin, le couple infertile donne naissance à l'enfant tant désiré et tout va pour le mieux dans le meilleur des mondes.

Vous ne vivez pas dans un téléfilm du dimanche après-midi. Chez vous, il arrive que les assiettes volent et que les insultes sur sa mère (c'est toujours de la faute des mères) fusent. Rassurez-vous, vous n'êtes pas seuls. **De nombreux couples traversent une crise après l'annonce de l'infertilité.** Après tout, devenir parents est souvent la suite logique de votre relation amoureuse (vos amis ne s'en privent pas). Mais si vous ne pouvez pas avoir d'enfants, quel sens donner à votre vie ? Et, a fortiori, à votre couple ?

Même avec beaucoup d'amour, il arrive que les couples explosent en plein vol. L'infertilité n'est pas un non-événement (contrairement à ce que pense Karine de la compta) qu'il est facile de surmonter avec un peu d'amour et d'AMP (une petite FIV et on n'en parle plus). C'est une véritable tempête dans vos vies. Pour ne pas dire un séisme, un tsunami, un cataclysme. Certains couples n'y résistent pas. Peut-être avaient-ils déjà des fragilités. Peut-être qu'ils se seraient tout de même séparés et que l'infertilité n'a fait que précipiter les choses. La vérité, c'est qu'on n'en sait rien.

La rupture n'est pas pour autant une fatalité. Il n'y a pas de recette miracle (tiens, c'est marrant, comme en AMP), mais il y a tout de même une chose qui semble aider les couples à passer ce cap : **se parler**. Ne restez pas chacun dans votre coin avec votre ressenti. Si vous ne vous exprimez pas, comment voulez-vous que l'autre comprenne ce que vous ressentez ? Parlez autant que nécessaire. Soyez bienveillant et attentif à l'autre. Ne vous attendez pas à ce qu'il/elle vive les choses comme vous. Vous êtes des personnes différentes, avec une histoire différente, c'est même ça qui fait votre force. **Autorisez-vous des parenthèses hors AMP.** Ne la laissez pas prendre toute la place dans vos vies. Faites des projets, rénovez la cuisine, organisez-vous un voyage, mariez-vous, si le cœur vous en dit, partez en week-end, sortez boire un verre avec des amis, etc. N'hésitez pas à mettre l'AMP en pause si le besoin s'en fait ressentir. Les traitements et les échecs qui s'enchaînent vous épuisent physiquement (surtout Madame) et psychologiquement (tous les deux). Il

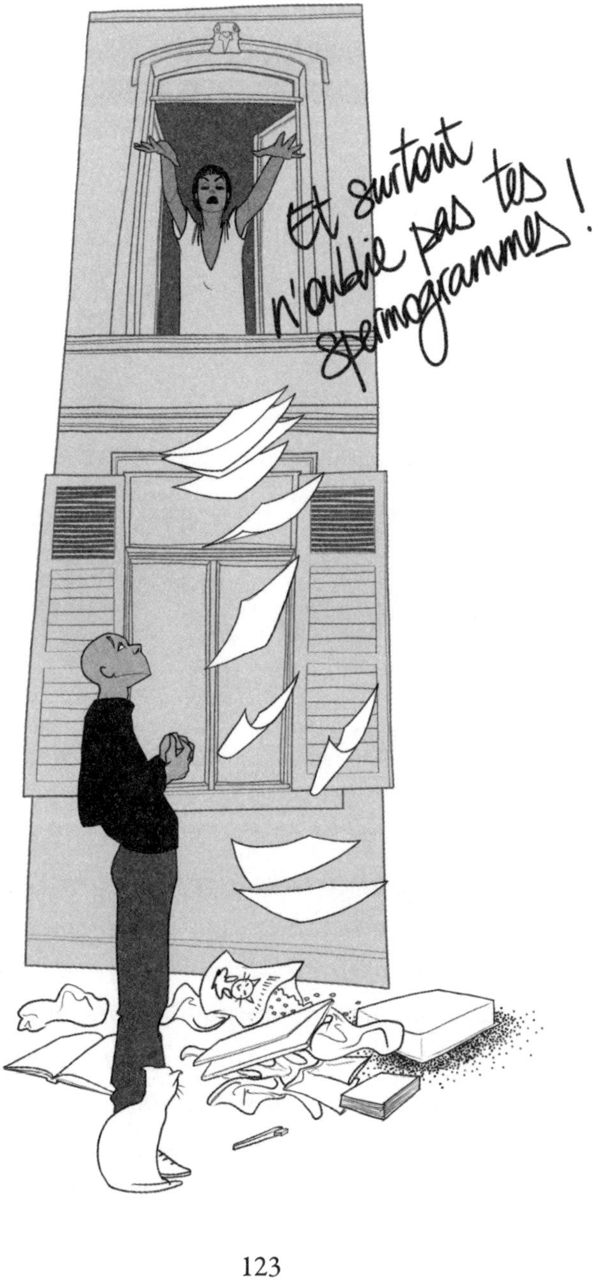
Et surtout n'oublie pas tes spermogrammes !

peut être important de savoir dire stop, on arrête pour l'instant. On va se retaper, prendre soin de nous et on reprendra quand on se sentira de nouveau prêts.

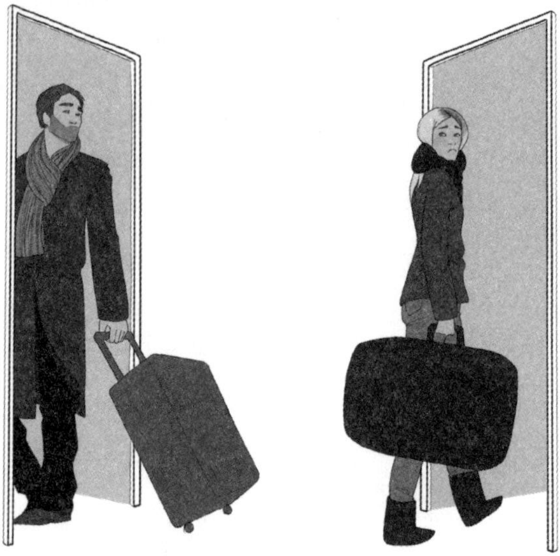

Et le sexe en AMP ?

Vous avez passé une journée de merde.

Nicole était malade et vous avez dû gérer tous ses dossiers en plus des vôtres, Marc de la compta vous a pris la tête pour une sombre histoire de notes de frais, votre patron vous a fait une remarque sur votre front dégarni et tous vos collègues ont ri. Sur le trajet du retour, vous vous êtes retrouvé coincé dans les embouteillages (la faute à un carambolage sur la voie rapide). En arrivant, vous constatez que le chat a encore pissé sur le canapé, que le chien a bouffé votre paire de mocassins tout neufs et que votre orchidée est en train de clamser (peut-être parce que vous ne l'avez pas arrosée depuis Noël dernier). Le linge moisit depuis trois jours dans la machine à laver, le frigo est vide (pas tout à fait, il reste un pot de moutarde et une cannette de bière) et la vaisselle sale s'entasse dans l'évier. Vous avez envie de vous laisser choir devant la télé, de commander des pizzas et de faire la larve jusqu'au moment d'aller mourir dans votre lit.

Mais c'est à ce moment-là que Madame rentre de son travail et qu'elle vous annonce avec l'enthousiasme d'un condamné à mort que l'on mène à l'échafaud que ce soir, c'est galipette car elle ovule. En plus, prévient-elle, elle n'a pas eu le temps de passer chez son esthéticienne.

Vous avez envie de vous défenestrer (pas de bol, vous habitez au rez-de-chaussée).

Ça, c'était votre vie avant l'entrée en AMP. Faut dire qu'après des mois, voire des années de rapports programmés, votre libido en a pris un coup. Même quand l'envie n'était pas là, fallait y aller parce qu'il était hors de question de laisser passer une occasion de concevoir ce bébé qui tarde tant à venir (déjà que vous n'êtes pas super-efficaces en matière de reproduction quand vous vous donnez à fond).

Avec l'annonce de l'infertilité, c'est la Bérézina. Déjà, il est possible que le sexe, s'il ne vous sert pas à faire l'enfant dont vous rêvez, perde de son attrait. Par ailleurs, l'intrusion de la médecine dans ce qui, chez les autres (les gens fertiles), relève de l'intimité, vous fout légèrement les jetons. Vous, Monsieur, ça vous met une pression de tous les diables. Va falloir assurer les jours de recueil. Et si l'infertilité vient de vous, il est possible que vous vous sentiez diminué, atteint dans votre identité d'homme. Et paf, une petite panne par-ci, une

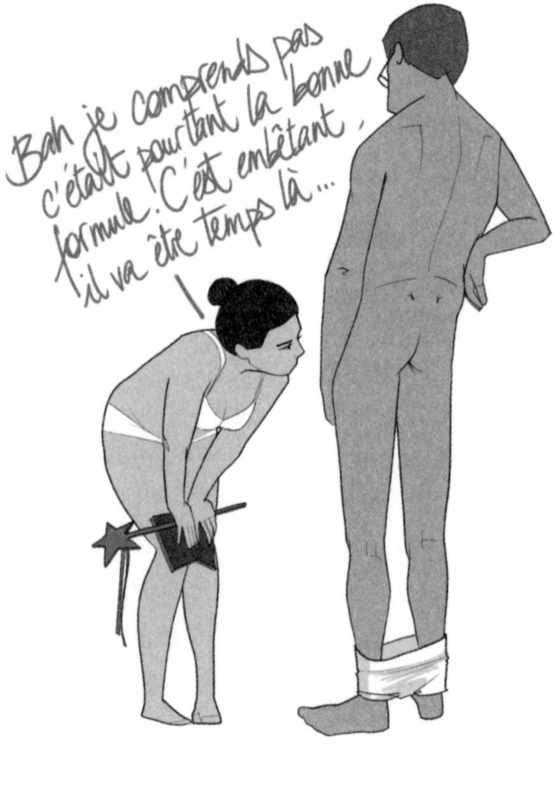
Bah je comprends pas c'était pourtant la bonne formule ! C'est embêtant, il va être temps là...

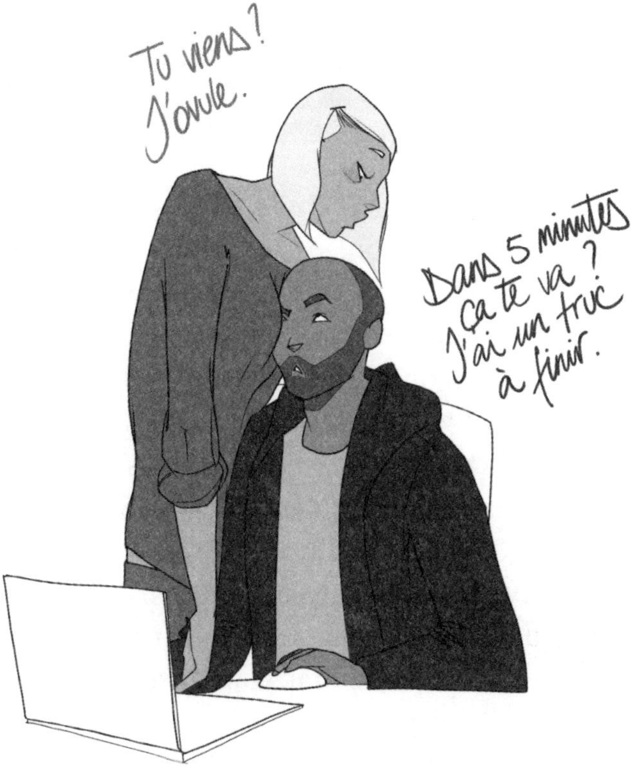
Tu viens ?
J'ovule.
Dans 5 minutes
ça te va ?
J'ai un truc
à finir.

petite éjaculation précoce par-là et le désir est porté disparu. **Quand on se sent inutile et déprimé, le sexe n'est pas forcément ce qui nous branche le plus.**

Cela étant, **certains couples se sentent comme libérés par le diagnostic de stérilité.** Ils n'ont plus cette pression de devoir procréer à tout prix à heure fixe : cela ne dépend plus seulement d'eux, c'est la médecine qui s'en charge. Du coup, ils peuvent reprendre le sexe pour le fun, le sexe parce qu'on s'aime et qu'on en a envie (et si on n'en a pas envie, ce n'est pas grave), le sexe parce que c'est bon. Alors, on va être honnêtes, la période où Madame est en traitement n'est pas la plus propice à votre épanouissement sexuel. Entre la fatigue, le ventre gonflé et douloureux et le stress, vous ne vous sentirez pas au mieux de votre sex-appeal. Et puis, il y a un truc dont on ne vous a pas encore parlé et qui est quand même un sacré tue-l'amour, j'ai nommé, les ovules de progestérone. Ils sont souvent prescrits pour favoriser la nidation de l'embryon et limiter les risques de fausse couche. Ils peuvent se prendre par voie vaginale ou par voie orale à partir de la ponction, du transfert d'embryons ou de l'insémination. C'est votre médecin qui décidera comment vous devrez les prendre et souvent, il choisira la voie vaginale (le pervers) parce qu'elle limite les effets secondaires. Le principe, c'est que la capsule (l'ovule) fond pour libérer de la progestérone. Or, la capsule, il faut bien qu'elle ressorte. Et là, comment vous dire… c'est le drame : ça coule. À vous les protège-slips et cette incomparable sensation de moiteur gluante (oui, c'est un pléonasme, mais il faut le vivre pour comprendre). Cela ne vous interdit pas d'avoir des relations sexuelles, c'est juste que c'est assez anti-glamour (et sachez qu'il va falloir en prendre au moins jusqu'au test de grossesse et, si c'est positif, pendant tout le premier trimestre).

Heureusement, vous n'êtes pas tout le temps en FIV ou en IAC/D. Il y a des moments où vous êtes en pause (parfois imposée par votre centre d'AMP) que vous pouvez mettre à profit pour pimenter votre vie sexuelle et prendre votre pied comme bon vous semble (avec ou sans accessoires, faites travailler votre imagination).

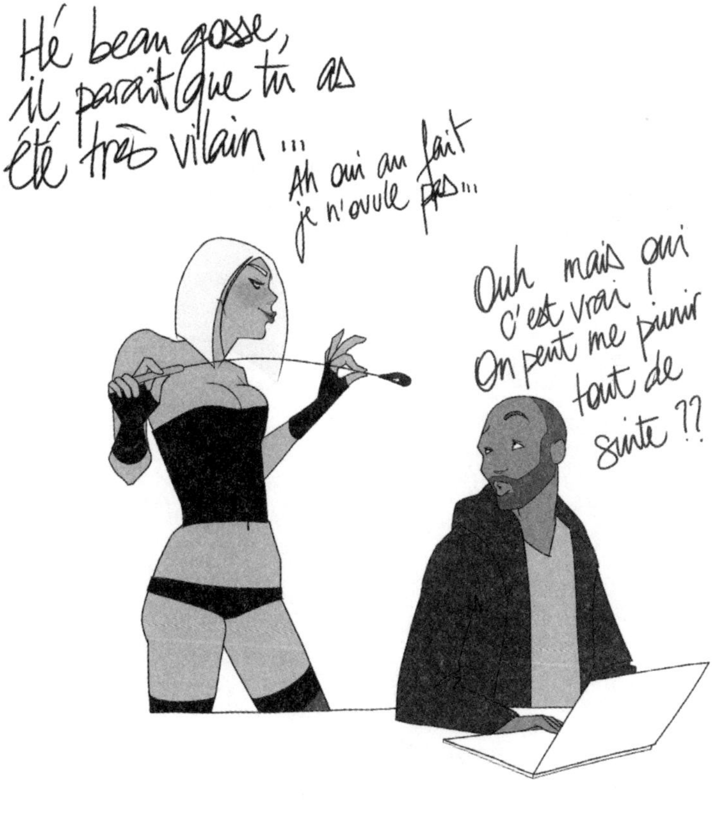
Hé beau gosse, il paraît que tu as été très vilain...
Ah oui au fait je n'ovule pas...
Ouh mais oui c'est vrai ! On peut me punir tout de suite ??

Le temps en AMP
(ou comment apprendre la patience)

QUAND ON EST INFERTILE, **le temps passe lentement.** Très lentement même.

Naïvement, à l'époque, quand vous entendiez parler d'une copine qui avait mis six mois à tomber enceinte, vous vous disiez : « Oh, la pauvre, ça a dû être dur. Six mois ! » Aujourd'hui, vous l'enviez. Vous, vous en êtes à compter en années d'essais et vous avez l'impression de vous être fait légèrement arnaquer par Dame Nature.

« Tout vient à point à qui sait attendre. » Vous ne savez pas qui a sorti ça mais une chose est sûre, il n'avait jamais entendu parler d'infertilité[1]. Parce que vous êtes à point depuis longtemps et il n'y a toujours rien qui vient.

Alors ouais, vous voulez bien apprendre la patience (de toute façon, vous n'avez pas tellement le choix), mais c'est dur tout de même (déjà que vous êtes du genre à râler quand vous faites la queue à la poste).

La tête dans le slip

Depuis que vous vous êtes mis en tête de faire un bébé, **vous vivez au rythme des cycles de Madame**. Surtout vous, Madame. Normal, c'est vous qui ovulez.

Vous êtes désormais experte en matière de glaire cervicale (en période fertile, elle est abondante, filante et transparente comme du blanc d'œuf) (cru, le blanc d'œuf) et de hauteur de col (en période fertile, il est haut, souple et ouvert) (oui, ça demande d'y mettre les doigts, mais on n'a rien sans rien).

Avant, quand vous étiez nullipare et heureuse de l'être (car il y a eu une époque où vous étiez nullipare et heureuse), vous étiez à peine consciente de ce qui se passait dans vos fonds de culottes. Aujourd'hui, vous pourriez

1 Clément Marot, poète du XVIe et il est en effet peu probable qu'on ait beaucoup abordé le sujet à son époque.

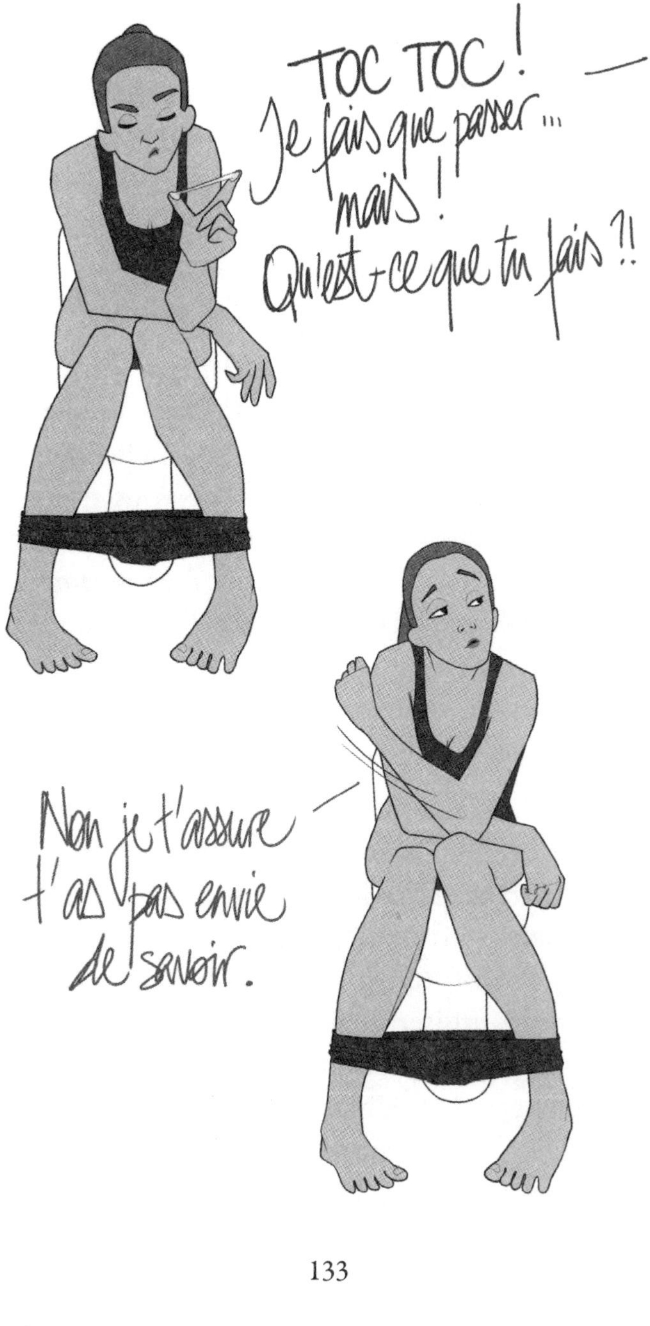
TOC TOC ! Je fais que passer... mais ! Qu'est-ce que tu fais ?!
Non je t'assure t'as pas envie de savoir.

passer un doctorat en reproduction tellement vous êtes incollable sur le sujet. Hélas, sans le moindre résultat palpable. Que c'est injuste. Vous connaissez tout un tas de gens qui font des enfants et dont les connaissances sur le sujet se résument à peu de chose près à « le papa met ses graines dans le ventre de la maman et neuf mois plus tard, le bébé naît ». Lamentable, ce n'est même pas du niveau brevet des collèges/CESI.

Vous, tous les mois, vous êtes en larmes parce que les règles sont revenues. Ah, les garces ! Elles sont devenues votre obsession. Avant d'être en AMP, elles signaient la fin d'un cycle et donc le fait que vous n'étiez pas enceinte, mais elles lançaient aussi le cycle suivant et donc un nouvel espoir. Quand vous êtes en traitement (IAC/D, FIV), vous les attendez avec impatience pour pouvoir entamer votre simulation ovarienne et vous sombrez dans le désespoir quand elles sanctionnent votre tentative.

Au moindre jour de retard, vous courez à la pharmacie acheter un test de grossesse. Enfin, ça, c'est si vous êtes capable d'attendre le premier jour de retard. Plus probablement, vous avez un stock de tests achetés par lots de vingt-cinq (en promo sur Internet) que vous commencez à utiliser cinq jours avant l'arrivée théorique de vos règles. Vous attendez l'apparition de la fameuse deuxième barre, bleue ou rose selon les marques que vous avez toutes testées, assise sur vos chiottes en vous rongeant les ongles (de la main qui ne tient pas

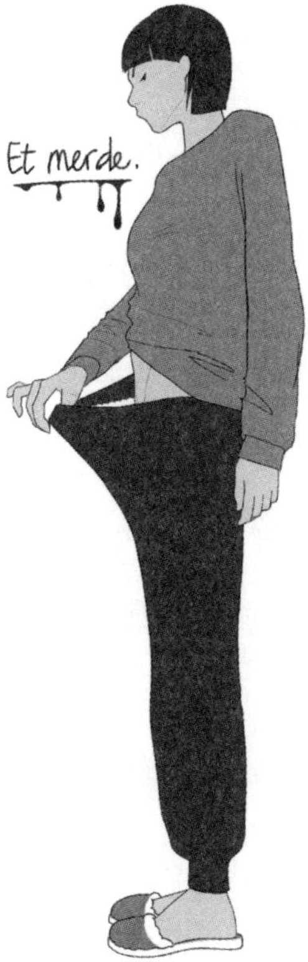

le bâtonnet). Vous avez tout tenté: les supplications (steuplé, steuplé, steuplé, sois positif), les insultes (espèce de test de merde! Tu sers à rien!), l'indifférence feinte (de toute façon, je m'en fiche, je sais que ce sera négatif, je le fais juste pour être sûre que je peux boire sans problème à la crémaillère de Georges et Lulu). Rien n'y fait, ils restent désespérément négatifs. Il vous arrive même d'en faire plusieurs à la suite au cas où le premier serait un faux négatif (ouais, il est inscrit fiable à 99 % sur la notice, mais on ne sait jamais, vous pour-

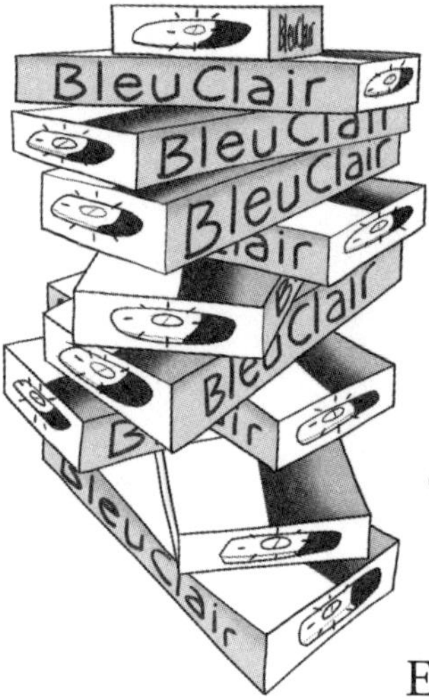

riez être tombée sur le 1 % de défectueux).

Vous, Monsieur, vous attendez fiévreusement derrière la porte des toilettes que Madame sorte. Vous n'osez pas lui demander « alors ? » de peur de sa réponse. De toute façon, à sa mine déconfite, vous comprenez vite que c'est mort.

Encore une fois.

Le grand huit émotionnel

Si vous êtes amateurs de montagnes russes et autres manèges à sensations fortes des parcs d'attractions, vous allez être servis au-delà de vos espérances. Si vous n'aimez pas, vous ferez le grand huit quand même. Quand on est dans un parcours d'AMP, on passe par toute la palette des émotions.

Un jour, la vie est belle : il suffit d'être patient mais vous serez parents un jour, tiens, d'ailleurs vous allez lancer les travaux dans la future chambre du bébé, comme ça, vous serez prêts quand Madame sera enceinte. Et cette promotion sur les poussettes doubles, c'est vraiment une affaire. Vous êtes tentés, vous hésitez et puis vous

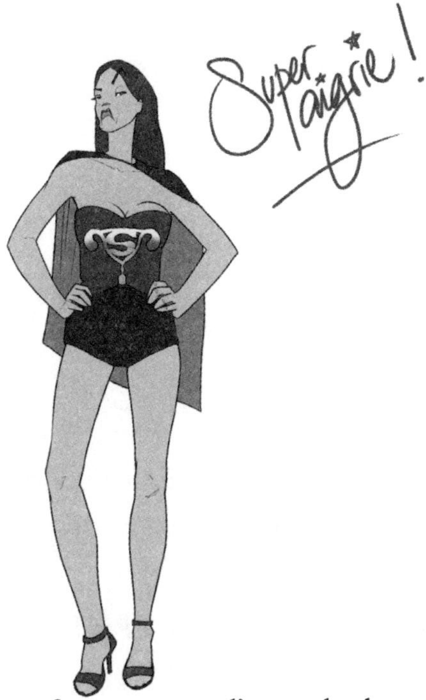

vous dites que vous feriez mieux d'attendre la première échographie parce que vous n'aurez peut-être besoin que d'une poussette simple. « Tiens, Mimine, fais-toi belle, ce soir, on fait péter le restaurant parce que bientôt, les sorties à l'improviste, ça ne sera plus possible. » « Mais quelle bonne idée, je vais mettre ma petite robe noire tellement sexy. »

Le lendemain, vous êtes au fond du trou. Vous errez, hagards, dans l'appartement, en pyjama, les cheveux sales et mal rasés (ça marche aussi bien pour Monsieur que pour Madame), à la recherche d'une bouteille de whisky à vider cul sec. Il est 14 heures. Vous vous passez en boucle *Je suis malade* de Serge Lama que vous chantez à tue-tête entre deux sanglots : « Je suis fatigué, je suis épuisé de faire semblant quand ils sont là. » Vous ne savez pas qui sont ces « ils » mais vous, c'est pareil. Vous ne serez jamais parents. Vous finirez seuls, aigris et détestés de tous.

Parfois encore, vous vous efforcez de lâcher prise. Après tout, cela ne dépend plus de vous. Toute une équipe de médecins se charge de vous dire quoi faire et d'organiser les choses pour le faire, votre gosse. Et il vous arrive de l'accepter, de vivre dans un soulagement insouciant : de toute manière, vous ne pouvez plus rien

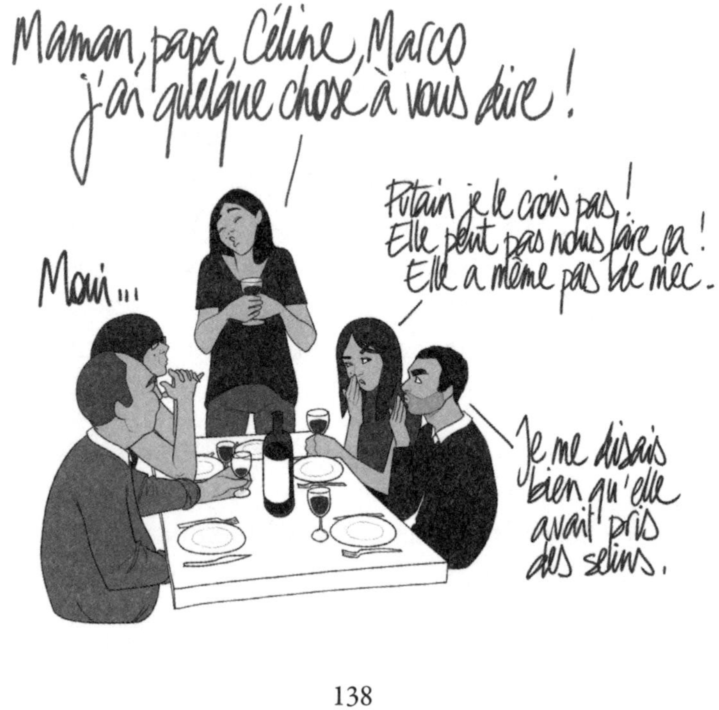
Maman, papa, Céline, Marco j'ai quelque chose à vous dire !
Putain je le crois pas ! Elle peut pas nous faire ça ! Elle a même pas de mec.
Mais...
Je me disais bien qu'elle avait pris des seins.

faire pour améliorer ou accélérer la situation alors, autant vivre en attendant.

Pourtant, **à chaque échec, c'est le coup de massue**. Vos espoirs qui s'envolent. Mais c'est justement l'espoir qui vous aide à vous relever. À chaque fois que vous croyez que vos stocks sont épuisés, il revient. Vous êtes devenus des toxicos (ouais, t'en veux ?), vous vous croyez sevrés et voilà qu'il vous pousse à repartir. La prochaine, ça pourrait être la bonne, pas vrai ?

Entre deux traitements, vous reprenez du poil de la bête. Assez souvent, les centres d'AMP vous demandent de laisser passer un ou deux cycles de repos

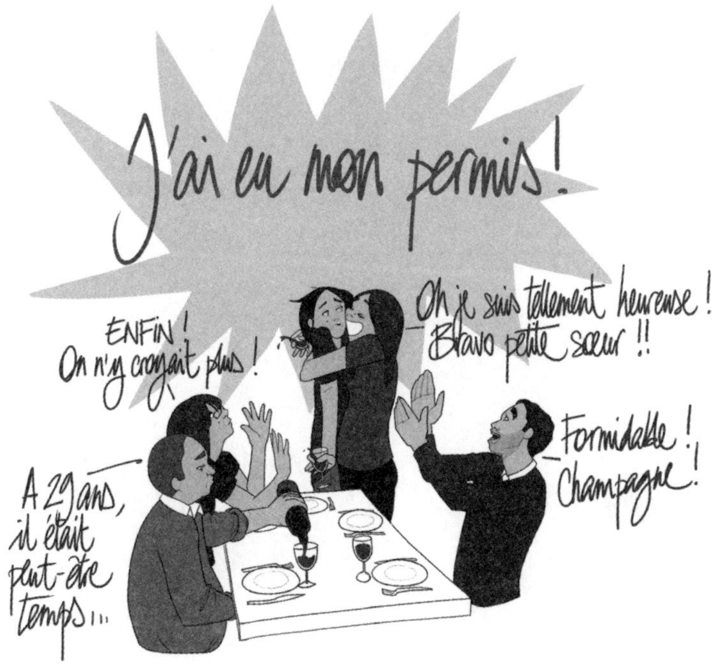
J'ai eu mon permis !
ENFIN ! On n'y croyait plus !
Oh je suis tellement heureuse ! Bravo petite sœur !!
Formidable ! Champagne !
A 29 ans, il était peut-être temps...

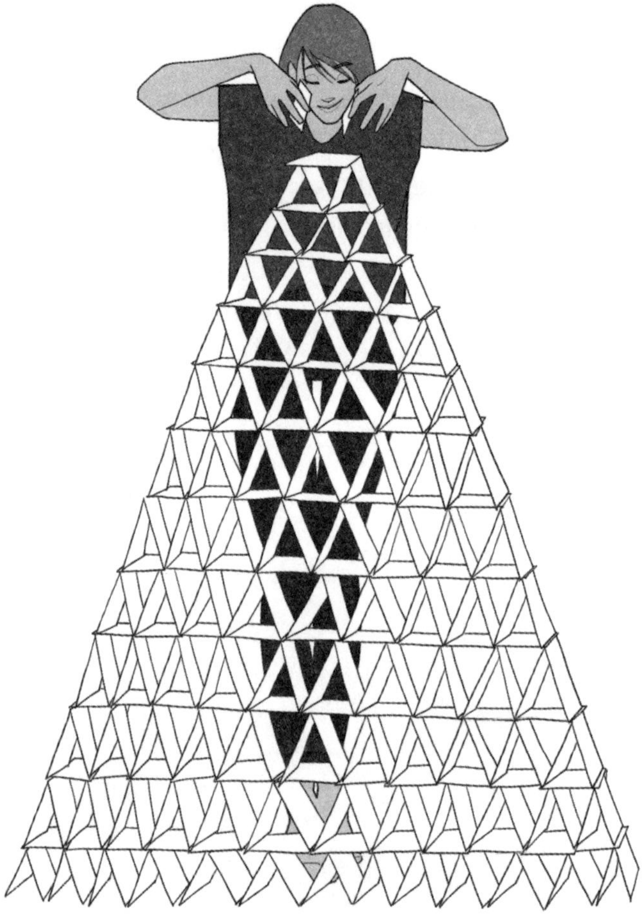

Un échec en AMP c'est
une dégringolade ...

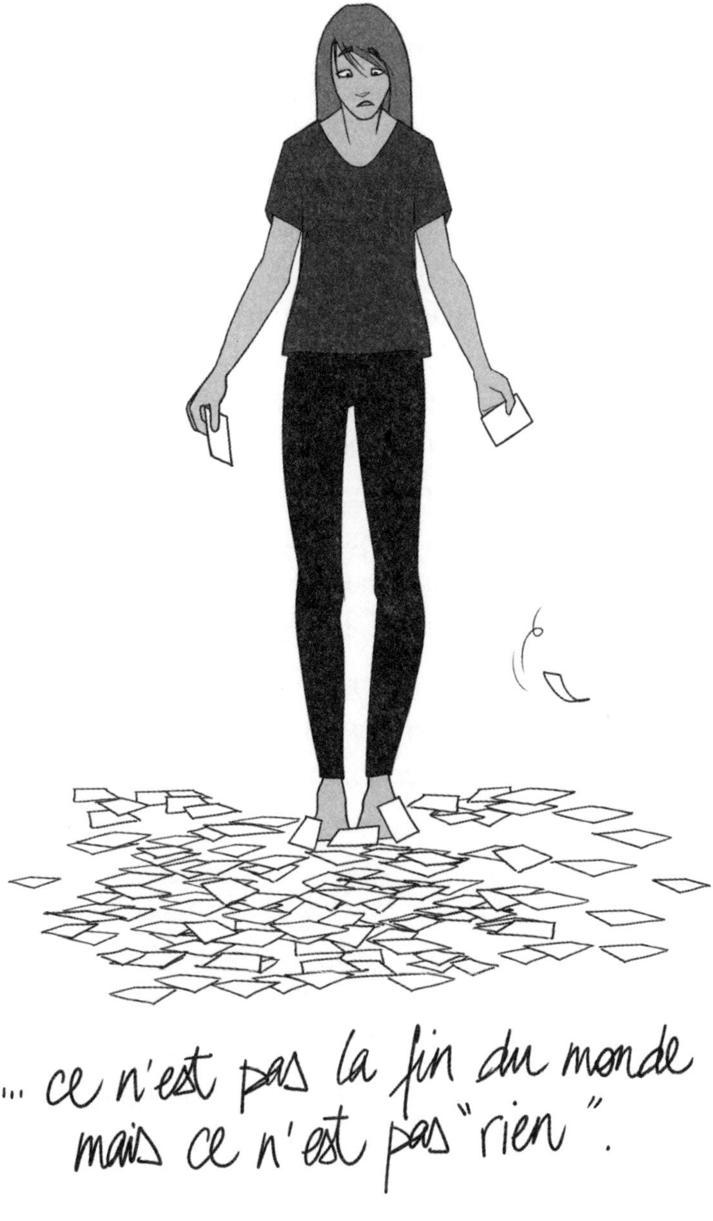
… ce n'est pas la fin du monde
mais ce n'est pas "rien".

entre deux tentatives. **Ces pauses permettent au corps de Madame, mais aussi à vos esprits, de récupérer.** L'air de rien, ça fait du bien de ne pas vivre *par* et *pour* l'AMP. Vous n'arrêtez pas d'y penser (c'est juste impossible d'arrêter), mais voilà, vous faites avec. Et puis, une réflexion un peu maladroite, un faire-part de naissance dans votre boîte aux lettres, une femme enceinte croisée à la caisse du supermarché, un reportage sur la grossesse (cette merveilleuse aventure) à la télé, une pub pour des petits pots bios (qu'on croirait qu'ils sont faits maison tellement ils sont bons) lorsque vous vous connectez sur votre forum préféré (TuningPassion.com), le statut d'une mère fière de sa progéniture (Manon a fait caca dans son pot!!!) sur un réseau social (mais on vous avait dit de les supprimer) et paf, la déprime est de retour.

À force, vous avez fini par comprendre que **vous n'êtes même plus maîtres de vos émotions**. C'est épuisant, mais là encore, vous êtes obligés de faire avec.

C'est lonnnnnnnng, bordel!

À ce stade de votre lecture, vous ne pourrez pas dire qu'on ne vous avait pas prévenu(e)(s).

Si, le jour où vous avez joyeusement décidé de vous reproduire, on vous avait dit que ça pourrait prendre quelques années et qu'il vous faudrait convoquer tout le staff de l'hôpital Saint-Bidule pour espérer, peut-être, si les planètes sont alignées, avoir votre enfant, vous auriez peut-être pris vos jambes à votre cou en hurlant « Mamaaaaan !!! ».

Oui, c'est long. **Quelle que soit la durée de votre parcours, il vous semblera toujours trop long**. Le plus dur n'est d'ailleurs pas tant d'attendre que de ne pas savoir pour combien de temps vous en aurez encore. Avec toujours cette angoisse de se dire que vous serez peut-être de ces couples qui doivent apprendre à vivre sans enfant.

Et puis, l'infertilité vous fait vous sentir vieux. Désormais, quand vous fêtez un de vos anniversaires (si vous les fêtez encore), vous repensez avec une pointe dans le cœur (façon pudique de dire que votre cœur, vous avez l'impression qu'il est tellement haché menu-menu qu'on pourrait en faire du boudin) à cette année écoulée qui ne vous a pas vus devenir parents.

Et vous, Madame, vous entendez le rire sardonique de votre horloge biologique (la salope) qui vient vous susurrer à l'oreille : « Tes ovaires vont bientôt se transformer en pruneaux d'Agen, vieille peau. » On vous l'a dit, on vous l'a répété (et souvent sans ménagement), la fertilité féminine diminue à partir de 35 ans pour devenir problématique vers 38 ans et franchement mauvaise au-delà de 40 ans. Et vous vivez dans l'angoisse du jour où votre médecin vous dira (si ce n'est déjà fait) que vos ovaires ne sont plus bons à rien et qu'il vaudrait mieux vous tourner vers le don d'ovocytes (et dire adieu à vos économies, rapport à la pénurie).

En AMP, le temps est votre ennemi.

Et pendant ce temps, vos amis s'exclament, la bouche en cœur : « Oh là là, les enfants, qu'est-ce que ça pousse vite, on ne voit vraiment pas le temps passer ! » Vous, si. Ce matin, vous vous êtes encore découvert une nouvelle ride.

Soupir[2].

2 Si vous avez 25 ans et que les rides ne sont pour vous qu'un lointain concept, merci de ne pas la ramener. Un jour, vous aussi, vous pousserez des soupirs résignés devant votre glace en arrachant vos cheveux blancs.

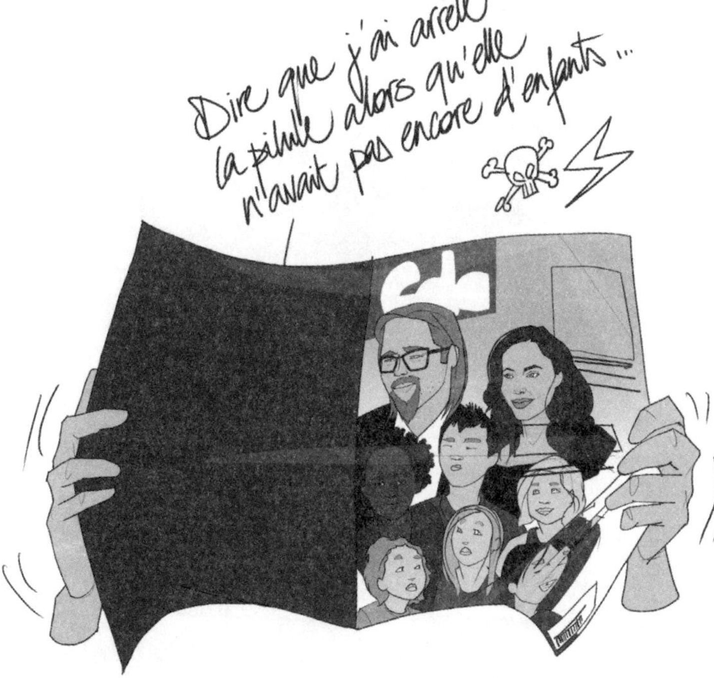
Dire que j'ai arrêté la pilule alors qu'elle n'avait pas encore d'enfants...

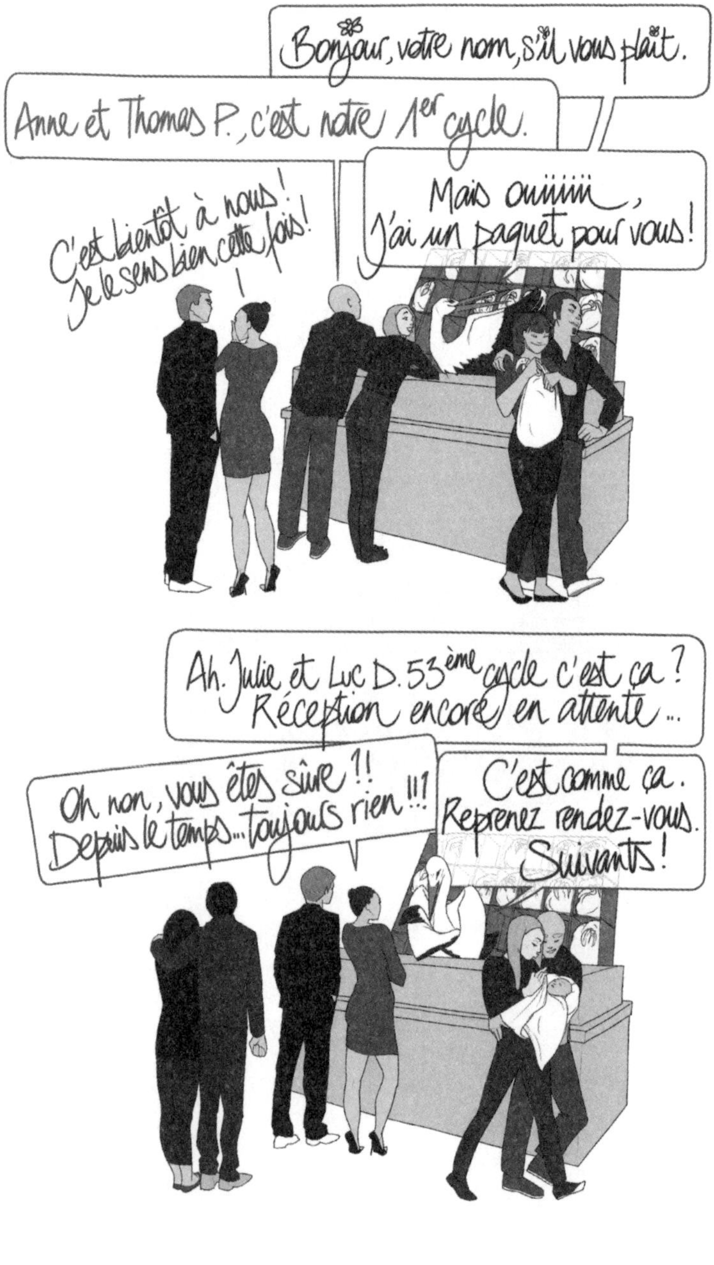
Bonjour, votre nom, s'il vous plaît.
Anne et Thomas P., c'est notre 1er cycle.
C'est bientôt à nous ! Je le sens bien cette fois !
Mais ouiiiiii, J'ai un paquet pour vous !
Ah. Julie et Luc D. 53ème cycle c'est ça ? Réception encore en attente...
Oh non, vous êtes sûre ?! Depuis le temps... toujours rien !!!
C'est comme ça. Reprenez rendez-vous. Suivants !

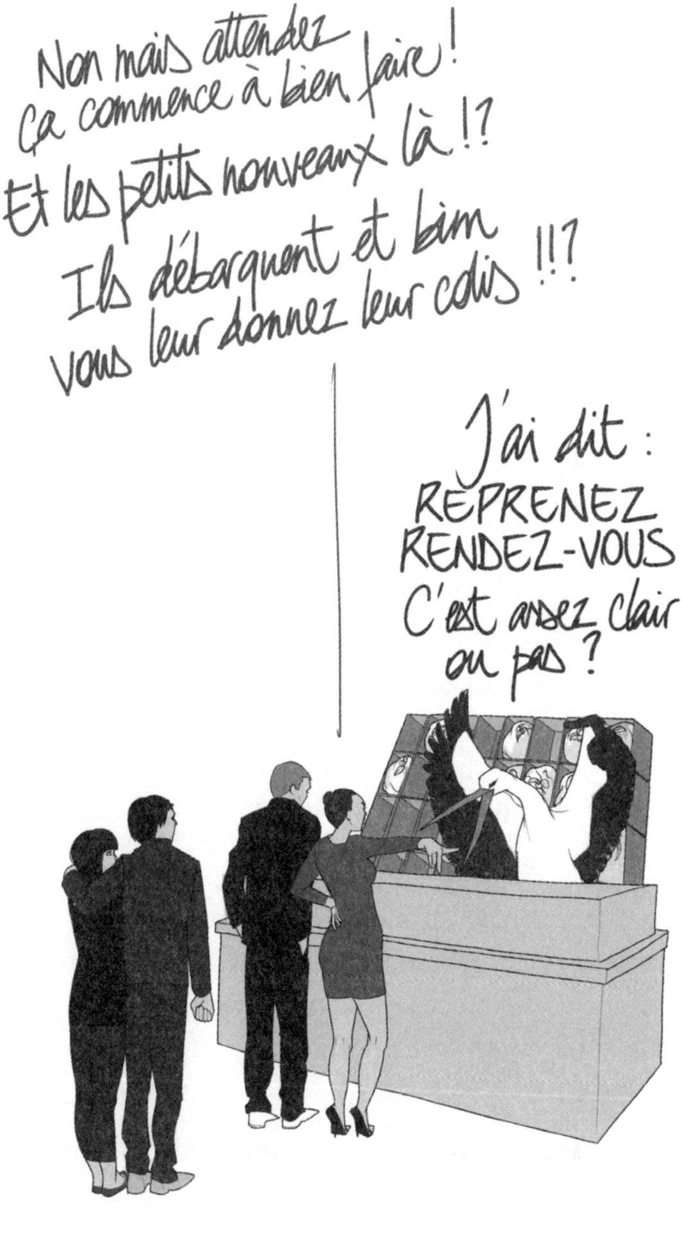
Non mais attendez
Ça commence à bien faire !
Et les petits nouveaux là !?
Ils débarquent et bim
vous leur donnez leur colis !!?
J'ai dit :
REPRENEZ
RENDEZ-VOUS
C'est assez clair
ou pas ?

Prêts à tout, mais pas désespérés

Ce matin, au courrier, il y avait une publicité d'un mage africain de renommée internationale (sic) qui vous promet, entre autres, de faire revenir l'amour perdu (le vôtre, Madame, est parti faire les courses, mais vous êtes certaine qu'il va revenir), de soigner le cancer (de ce côté-là, tout va bien, merci), de réparer votre ordinateur par télépathie (ah ?) et de guérir l'infertilité (là, ça vous intéresse). Forcément, c'est tentant.

Mais avant d'en arriver à de telles extrémités (la communication par télépathie avec les ordinateurs, vous y croyez moyen), il y a peut-être des méthodes un peu plus rationnelles à tenter.

Comme organiser un voyage au Pérou pour vous rendre à l'Inca Uyo de Chucuito, temple de la fécondité sur les bords du lac Titicaca. Les Incas avaient tout compris : ils y ont dressé un ensemble de statues en forme de phallus à la gloire des dieux de la fertilité. Un pèlerinage pourrait se révéler utile.

Ou partir brûler un cierge à l'église Sainte-Rita de Cascia, à Nice. Sainte Rita étant la patronne des causes perdues et des causes désespérées, elle devrait pouvoir vous aider. Vous vous sentez une cause perdue et désespérée.

À moins que vous ne vous tourniez vers une de ces thérapies complémentaires (ou médecines alternatives,

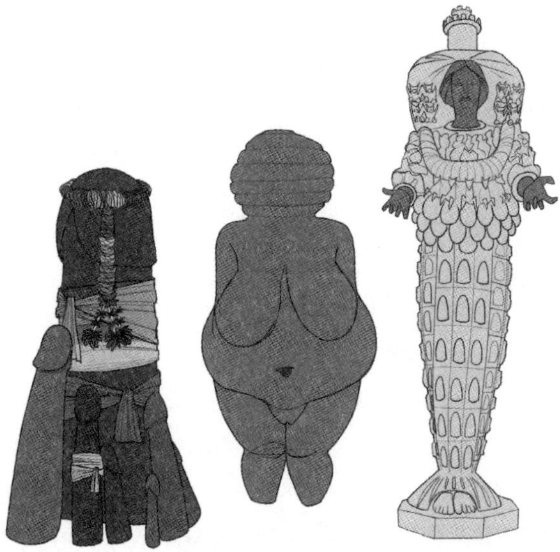

bien que l'Académie de médecine leur refuse ce statut) dont on parle tant dans les magazines féminins et chez votre coiffeur. Entre l'acupuncture, l'ostéopathie, la naturopathie, la phytothérapie, l'homéopathie, l'hypnose et autres thérapies dites naturelles, ce n'est pas le choix qui manque. Autant mettre toutes les chances de votre côté. Et puis, si ça ne fait pas de bien, ça ne fait pas de mal alors, qu'avez-vous à y perdre ?

Du fric, déjà. Parce que ces thérapies ne sont pour la plupart pas prises en charge par la Sécurité sociale. Cela étant, de plus en plus de mutuelles ou assurances santé remboursent une partie du coût des consultations sous forme de forfait (la somme annuelle maximale est définie par avance dans votre contrat).

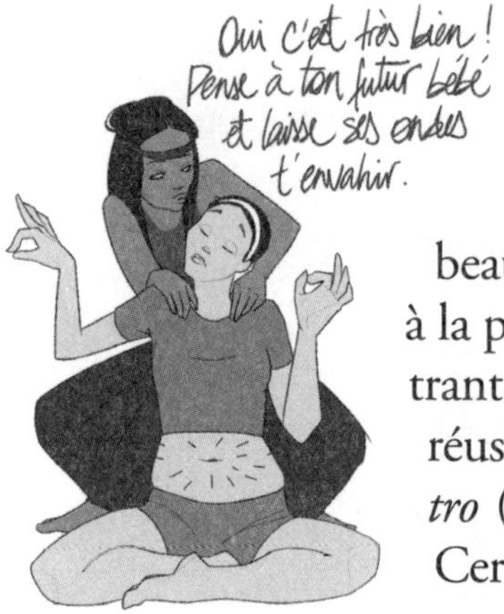
Oui c'est très bien ! Pense à ton futur bébé et laisse ses ondes t'envahir.

Par ailleurs, l'efficacité de ces thérapies n'a pas toujours été démontrée. L'acupuncture a cependant beaucoup fait parler d'elle suite à la publication d'études démontrant l'amélioration du taux de réussite des fécondations *in vitro* (et ça, c'est bon à prendre). Certains centres d'AMP commencent même à utiliser ou, au moins, recommander certaines pratiques médicales non conventionnelles comme l'acupuncture et l'hypnose en complément des traitements contre l'infertilité.

Et puis, **elles peuvent vous aider à gérer votre stress.** Or, du stress, quand on est inscrit dans un parcours d'AMP, il y en a. Beaucoup. Et on vous a peut-être dit que le stress est mauvais pour la fertilité. Le stress, c'est mal. Le stress est votre ennemi. Il faut vous en débarrasser.

En fait, une méta-analyse[3] menée conjointement par des chercheurs de l'université de Cardiff (Écosse) et de l'université de Thessalonique (Grèce) a démontré que le niveau de stress et d'anxiété est identique chez les femmes enceintes et celles qui ne le sont pas suite à

3 Ils ont analysé quatorze études menées sur 3 583 femmes dans dix pays différents entre 1985 et 2010.

une FIV. Une nouvelle qui devrait vous permettre de déculpabiliser.

Le stress et l'anxiété sont inhérents à l'infertilité. Ce n'est pas un écran plat 16/9 que vous souhaitez, mais un enfant. Forcément, l'enjeu est de taille. Les injections quotidiennes, les rendez-vous médicaux pas forcément conciliables avec votre emploi (nous y reviendrons) et les effets secondaires n'ont rien de rigolo. Alors oui, tout ça crée du stress.

Tout ce qui peut vous aider à vous sentir plus détendue et à mieux vivre votre parcours est bon à prendre (évitez quand même le grand mage africain). Si cela passe par l'insertion de petites aiguilles un peu partout dans le corps (acupuncture), la manipulation de vos viscères et de votre squelette (ostéopathie), la concentration sur votre respiration et le vide dans votre esprit (méditation), la posture de l'arbre (yoga), la course sur du bitume ou dans la forêt (footing), l'avachissement sur votre canapé avec votre paquet de chips en vous repassant l'intégrale de *Sex and the City* (glande), faites-le. **Faites-vous du bien.**

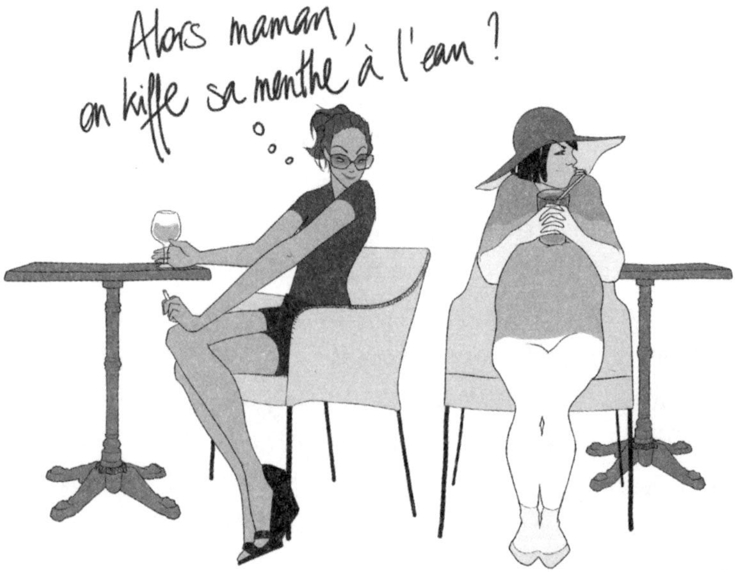
Alors maman, on kiffe sa menthe à l'eau ?

Les infertiles vs tous les autres ?

C'EST MARRANT (façon de parler), mais pendant que vous galérez, autour de vous, les annonces de grossesse s'enchaînent. Ah ça, quand on vous dit que la France est championne d'Europe de la natalité (cocorico !), vous êtes parfaitement enclins à le croire (de ce côté-là, les Belges peuvent déjà se poser plus de questions). C'est bien simple, autour de vous, tout le monde s'y met. Et vous vous sentez un peu seuls.

Un sujet encore tabou

Réjouissons-nous : l'époque où les femmes pouvaient être répudiées parce qu'elles étaient stériles ou supposées telles est révolue. Aujourd'hui, une femme n'a plus comme vocation unique de donner la vie. Les avancées de la médecine font qu'aujourd'hui, la stérilité n'est plus considérée comme un problème quasiment exclusivement féminin (alléluia mes sœurs).

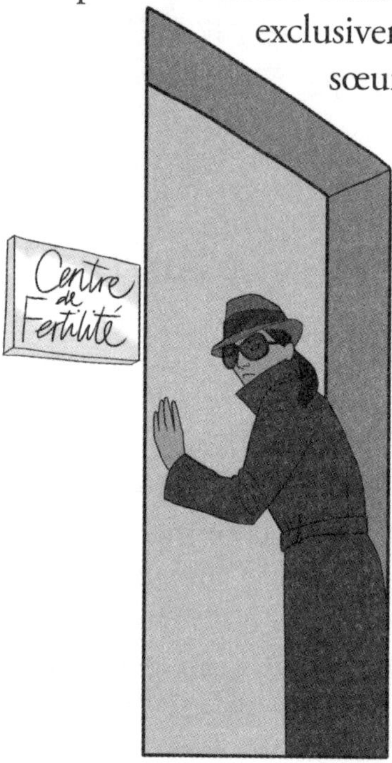

Pour autant, **assumer son infertilité reste difficile.** Pas facile de caser le sujet entre la poire et le fromage. Essayez, pour voir (sans préciser que vous êtes concernés) : vous risquez d'en entendre des vertes et des pas mûres. **Bien que le sujet soit régulièrement traité dans les médias, il fait l'objet de bon nombre d'idées reçues.**

La maternité est intimement liée à la féminité. Nombreux sont ceux qui pensent qu'être femme passe par le fait de devenir mère. Du coup, les femmes sans enfant sont regardées avec suspicion. Celles qui affirment haut et fort leur non-désir de maternité sont taxées d'égoïstes mais paradoxalement, celles qui ne peuvent pas en avoir le sont aussi. Elles voudraient un enfant à tout prix, un enfant sur commande ; leur dé-

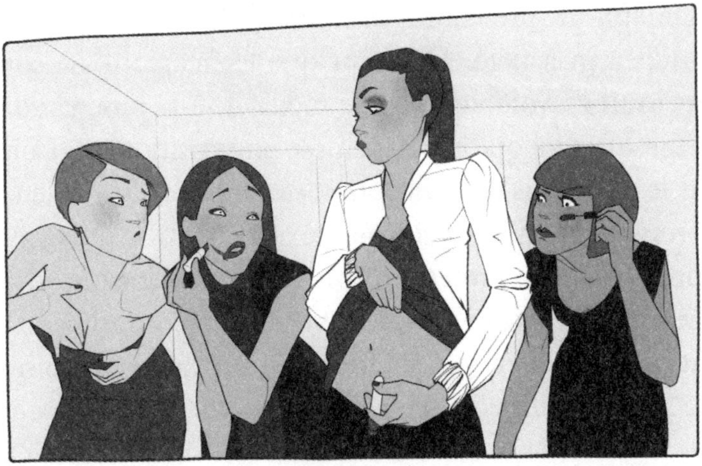

sir de maternité est considéré comme un caprice alors qu'il est jugé normal chez toutes les autres femmes.

Pour les hommes, c'est pire. L'infertilité masculine est encore trop souvent confondue avec l'impuissance. Il n'y a qu'à penser aux blagues graveleuses qui fusent aussitôt le sujet posé sur la table. Il n'y a pas si longtemps, il n'était d'ailleurs pas rare que les gynécologues (qui avait entendu parler d'andrologues ?) ne regardent du côté de Monsieur qu'en dernier recours (les pauvres, on ne va pas les déranger pour rien).

Pour recueillir leur sperme, les hommes n'ont d'autre choix que de se masturber. Et si c'est assez bien admis chez l'adolescent en proie à sa poussée hormonale ou chez le célibataire, ça l'est moins chez l'homme vivant en couple.

Bien sûr, les mentalités évoluent, mais il reste encore du chemin à faire. D'autant que les religions ne sont pas toutes favorables à l'aide médicale à la procréation. L'Église catholique a par exemple une position très claire sur le sujet: pas de conception sans relation sexuelle (et inversement). Sachez au passage que l'islam, le judaïsme, l'orthodoxie, le protestantisme et le bouddhisme autorisent la plupart des techniques d'AMP, y compris la FIV, car ils n'octroient pas à l'embryon un statut d'être humain avant plusieurs semaines d'existence. En revanche, toutes les religions (sauf le protestantisme) refusent le don de gamètes qui est assimilé à l'adultère (et ça, c'est mal). **Si vous êtes croyants, le tabou religieux s'ajoute au tabou sociétal.**

Avec tout ça, il n'est pas facile d'en parler autour de soi et la tentation de se renfermer sur soi-même est grande.

Faut-il faire son coming out et si oui, à qui?

Imaginez la scène: vous êtes invités à un barbecue chez vos amis, Paul et Virginie. Il fait beau, les chipolatas sont bonnes, le rosé frais coule à flots et la marmaille (celle des autres couples invités) s'ébroue gaiement entre les glaïeuls de Virginie. La soirée bat son plein quand, tout à coup, Sandra (une des rares nullipares de la soirée) lance un: « Pedro et moi avons quelque chose à vous annoncer! » Merde, elle est enceinte, vous dites-vous. Et bien sûr, elle l'est. Pendant

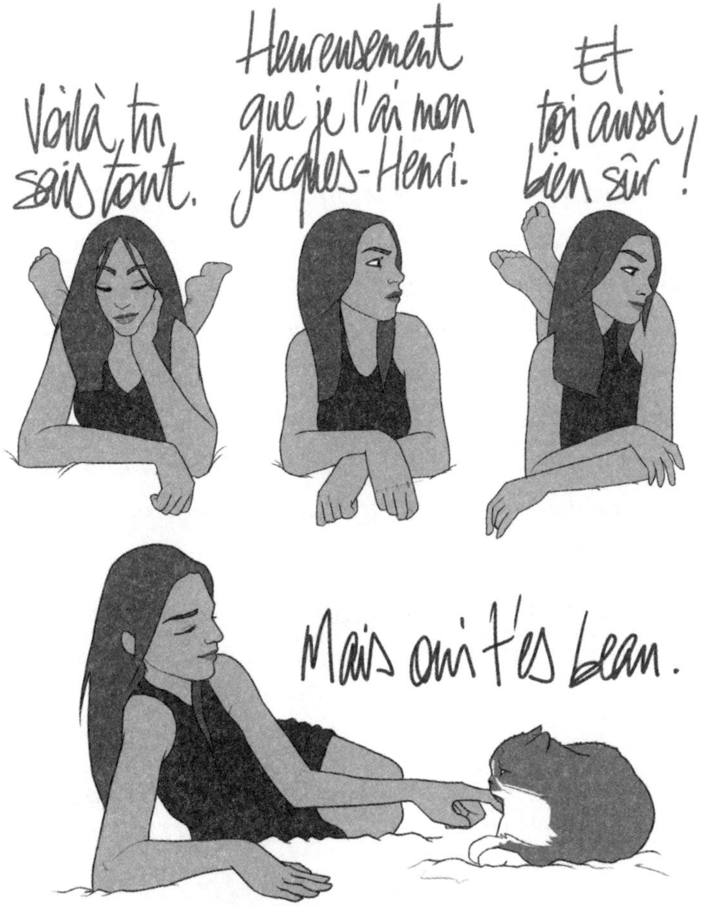
Voilà, tu sais tout.
Heureusement que je l'ai mon Jacques-Henri.
Et toi aussi, bien sûr !
Mais oui t'es beau.

que tout le monde félicite les futurs parents, vous avalez discrètement un ou deux verres de rosé (nous vous rappelons, lecteur, lectrice, que l'abus d'alcool est dangereux pour la santé). Forcément, quelqu'un (Sandra) finit par remarquer que désormais, vous êtes le dernier couple sans enfants (ah, la garce!). Et tout le monde de vous demander: « Bah, alors? Quand est-ce que vous vous y mettez? »

Vous pourriez répondre la vérité : ça fait cinq ans que vous vous y êtes mis, des années de stimulations, cinq inséminations artificielles et deux FIV n'ont pas suffi à faire de vous des parents et d'ailleurs, votre dernier échec remonte tout juste à une semaine et que là, juste maintenant, vous avez un petit peu envie de mourir. Vous pourriez leur répondre ça. Mais il y a Sandra et Pedro qui dégoulinent de bonheur et de fierté, il y a tous ces couples fertiles dont les enfants jouent dans le jardin, il y a le barbecue et l'ambiance festive de cette soirée d'été. Alors, plus probablement, vous esquiverez par un : « Oh, on a le temps », changerez de sujet et entreprendrez consciencieusement de vous bourrer la gueule.

Vous finirez la soirée en vomissant sur les glaïeuls de Virginie (ne vous avait-on pas prévenus pour l'alcool ?).

Comment parler de son infertilité et d'ailleurs, faut-il en parler ?

Vaste question que nous allons tenter d'éclaircir un peu, si vous le voulez bien (on vous demande votre avis, mais juste pour la forme, on fait ce qu'on veut).

Pour certains, parler d'infertilité, c'est un peu comme exposer sa sexualité sur la place publique, dévoiler son intimité. Dire « je suis stérile », c'est un peu comme avouer son penchant pour les orifices non validés par

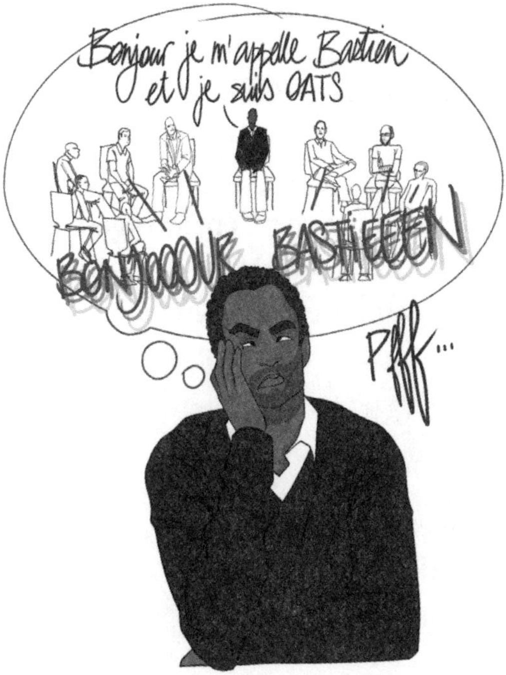
Bonjour je m'appelle Bastien et je suis OATS
BONJOOOUR BASTIEEEN
Pfff...

le Vatican. Sans compter que, comme nous l'avons vu dans le chapitre précédent, l'infertilité reste un peu taboue et qu'on peut se sentir honteux de ne pas pouvoir faire d'enfants comme tout le monde, avec la bonne vieille méthode du coït (approuvée par le bon pape).

Sauf qu'un parcours d'AMP, c'est long, très long. Et c'est lourd, très lourd. Alors bon, on n'a pas tous été entraînés par le KGB à garder le silence et puis parler, ça fait du bien. Bien sûr, vous pouvez échanger entre vous, en couple, mais ça ne suffit pas toujours. D'autant que dans notre beau pays, il y a une légère pression sociale qui s'exerce sur les couples (et même sur les célibataires) sans enfant. Passé un certain âge, il faut se reproduire. C'est comme ça. Tu ne veux pas ? T'es égoïste. Au bout du 508e « et vous, c'est pour quand ? », vous ressentirez peut-être un léger agacement. **Cette pression de l'entourage est pénible à vivre** quand on a choisi de ne pas avoir d'enfant et qu'il faut s'en justifier en permanence, mais quand on n'a rien choisi du tout, elle peut devenir carrément insupportable.

Une bonne façon d'avoir la paix, c'est de mettre les gens au courant

Mais attention, si vous venez d'une famille d'intégristes, ça peut être mal perçu (pas tant votre infertilité, que le fait que vous vous soyez tournés vers la médecine pour y remédier). Alors, avant de faire votre *coming out* à l'occasion du grand rassemblement familial pour les 85 ans de mémé Jeannette, prudence.

Si vous décidez de jouer la transparence, des âneries sur l'AMP et l'infertilité, vous allez en entendre. Il s'agit le plus souvent d'ignorance ou de maladresse. Les gens ne savent pas comment réagir, alors ils sortent le premier truc qui leur passe par la tête. Et souvent, ils feraient mieux de s'abstenir (nous aurons l'occasion d'y revenir dans le chapitre suivant). Mais parfois, on a la chance de tomber sur des gens qui ont eux aussi eu du mal à avoir leurs enfants ou qui ont simplement une qualité d'écoute telle qu'avec eux, on n'a pas l'impression d'être un boulet. Et que ce serait dommage de passer à côté de leur soutien.

Et puis, merde, **l'infertilité n'est pas une maladie honteuse**. Parler de ce problème, c'est aussi faire évoluer les mentalités, aller contre les tabous et les idées reçues. C'est malheureux, mais si les premiers concernés

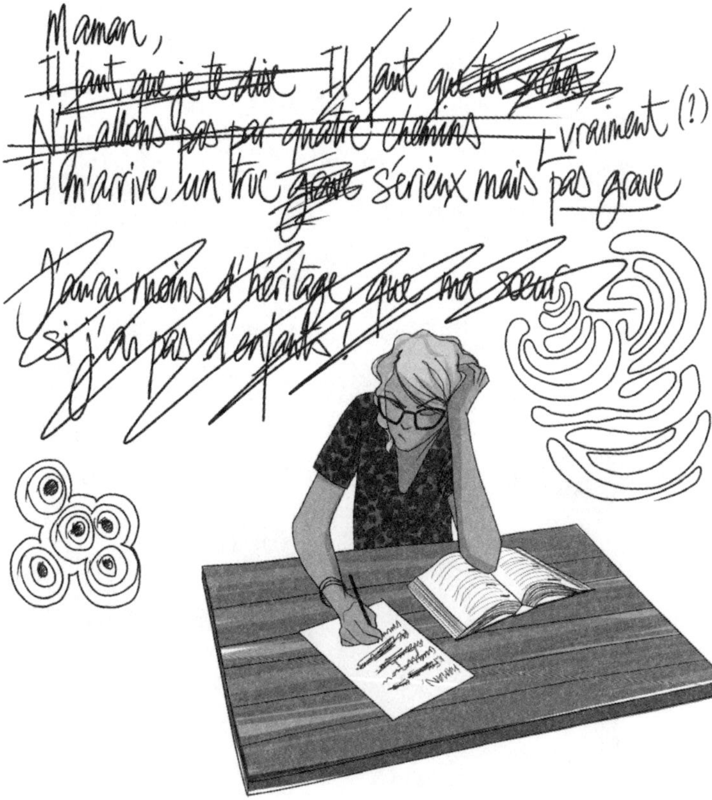
Maman,
Il faut que je te dise Il faut que tu saches
N'y allons pas par quatre chemins
Il m'arrive un truc grave sérieux mais pas grave
vraiment (?)
J'aurai moins d'héritage que ma soeur si j'ai pas d'enfant ?

ne s'expriment pas, personne ne le fera pour eux. Vous n'êtes pas obligés de devenir un militant de la cause AMP et d'arborer fièrement un T-shirt avec inscrit en gros « JE SUIS STÉRILE ET JE VOUS EMMERDE » ou de raconter votre dernière FIV à tout le monde, mais on ne peut que vous encourager à lever la tête et être fiers de vous. Ne vous isolez pas.

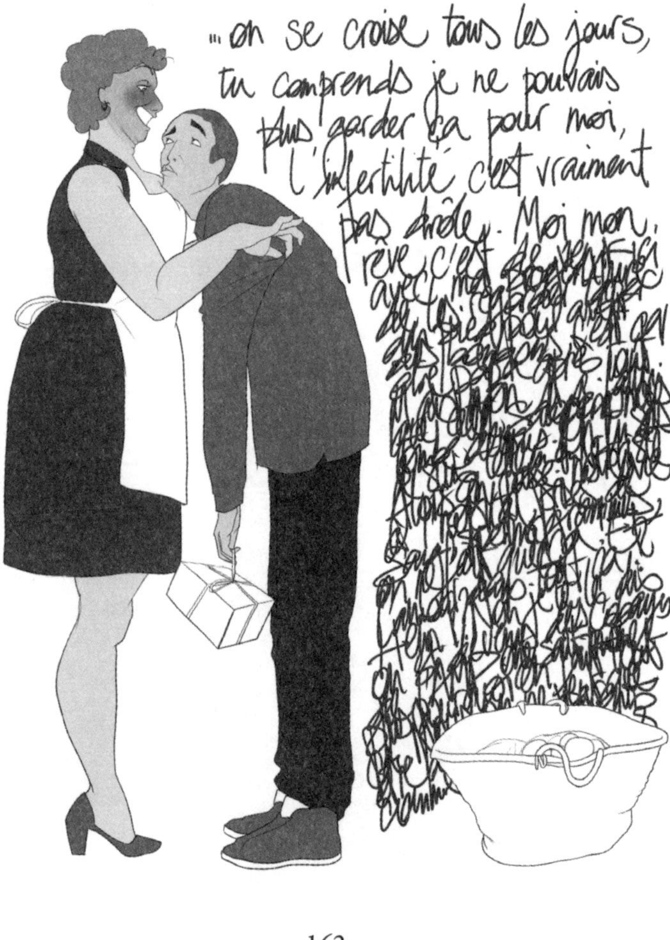
...on se croise tous les jours,
tu comprends je ne pouvais
plus garder ça pour moi,
l'infertilité c'est vraiment
pas drôle. Moi mon
rêve c'est

Si votre famille n'est pas très ouverte, parlez-en à vos amis. Si vos amis ne sont pas réceptifs, **~~changez d'amis~~**, trouvez d'autres interlocuteurs. Allez dans des associations, sur des forums, ouvrez un blog, écrivez au ministre de la Santé. Car, alléluia mes frères, vous n'êtes pas seuls. 10 à 15 % des couples seraient infertiles et comme ça ne va pas aller en s'arrangeant, vu que la fertilité masculine baisse constamment (merci la pollution), c'est un peu couillon de se morfondre tout seul dans son coin alors qu'on peut le faire à plusieurs.

Florilège de phrases et attitudes qui tuent

Face à votre infertilité, les gens ont souvent de drôles de réactions. Il y a ceux qui cessent de donner des nouvelles et d'en prendre, sans doute par peur que ce soit contagieux, ceux qui agissent comme s'ils n'étaient pas au courant, ceux qui n'osent pas vous annoncer qu'ils attendent un enfant et qui font passer la consigne à tous vos amis communs de ne surtout pas vous en parler, ceux qui se plaignent de leurs enfants et vous sortent que vous avez tellement de chance de ne pas en avoir et enfin, ceux qui, ne sachant trop comment réagir, sortent le premier truc qui leur passe par la tête (et c'est rarement ce que vous avez envie d'entendre). **Il s'agit le plus souvent de maladresses liées au fait que l'infertilité, ils n'y connaissent rien ou pas grand-**

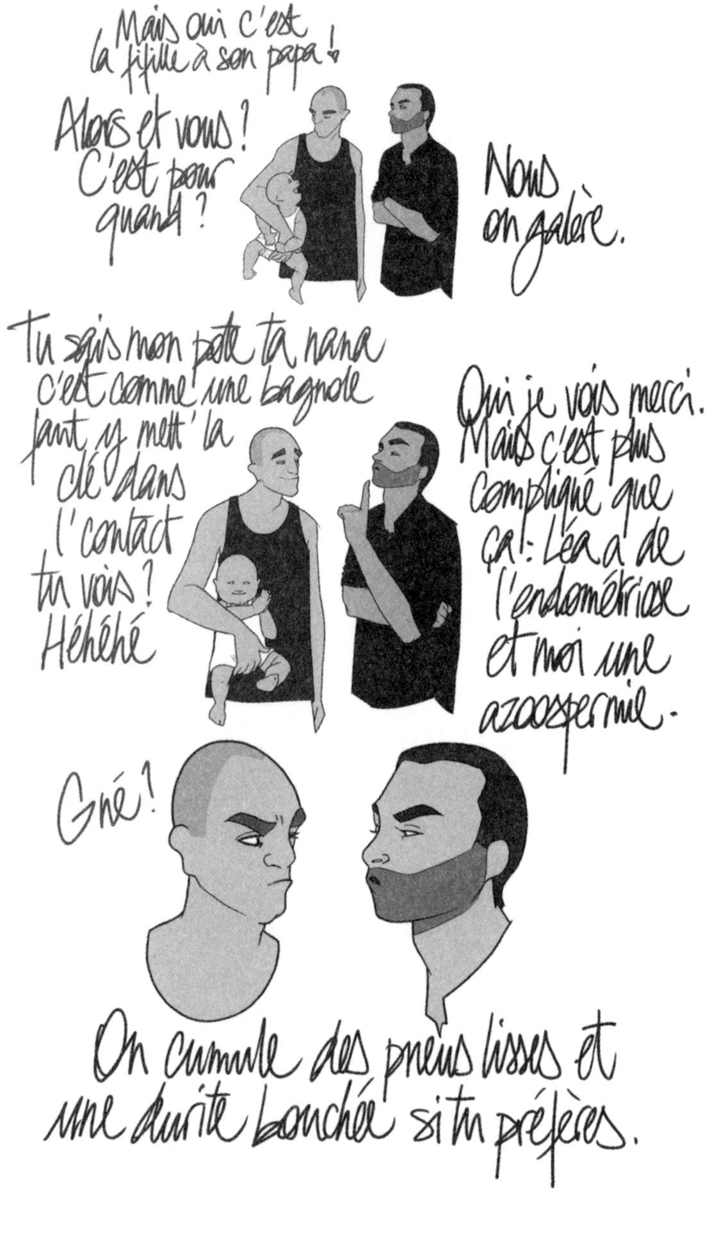
Mais oui c'est la fifille à son papa !
Alors et vous ? C'est pour quand ?
Nous on galère.
Tu sais mon pote ta nana c'est comme une bagnole faut y mett' la clé dans l'contact tu vois ? Héhéhé
Oui je vois merci. Mais c'est plus compliqué que ça : Léa a de l'endométriose et moi une azoospermie.
Gné ?
On cumule des pneus lisses et une durite bouchée si tu préfères.

chose. Au moins tentent-ils à leur manière de vous soutenir.

« Et vous, quand est-ce que vous vous y mettez ? »

Ben oui, c'est vrai ça. Qu'est-ce que vous foutez ? Vous êtes en couple, vous bossez, vous avez un logement décent, vous êtes à l'âge où tout le monde fait des enfants, alors pourquoi vous ne vous y collez pas ? C'est pas comme si cette décision était intime et ne regardait que vous. Tata Josette, que vous ne voyez qu'aux mariages et aux enterrements, a le droit de savoir ! Alors vous êtes gentils, vous allez fissa lui montrer votre dernier test de Hühner pour qu'elle comprenne bien pourquoi vous ne vous y êtes « pas encore mis ». Soit dit en passant, ne vous réjouissez pas trop vite : aussitôt que vous aurez donné naissance au premier, vous aurez droit au légendaire : « Et alors, c'est pour quand le deuxième ? »

« C'est dans la tête. Arrête d'y penser et ça viendra tout seul. »

On peut se demander pourquoi on a fait tout un flan de l'arrivée de la pilule contraceptive alors que le meilleur moyen de ne pas tomber enceinte, c'est d'y penser.

Votre endométriose, vos spermatozoïdes aussi nombreux que des orchidées dans le désert de Gobi, vos ovaires polykystiques, ne sont qu'autant de fausses excuses. L'infertilité, c'est psychologique. C'est de votre faute, vous y pensez trop. C'est votre pote Manu qui le dit. Et Manu, avec son bac en comptabilité, elle sait de quoi elle parle.

« C'est parce que t'as pris la pilule trop longtemps, ça t'a déréglée. »

Contrairement à une croyance assez répandue, **la pilule contraceptive ne rend pas stérile.** Par contre, comme les cycles sous pilule sont artificiels (vous avez de fausses règles), il est possible que celle-ci ait masqué un problème préexistant (endométriose, syndrome des ovaires micropolykystiques). Et ce n'est certainement pas la pilule qui est à l'origine des infertilités masculines. Maintenant, si les gens pensent être mieux informés sur le sujet que votre gynécologue, qu'ils n'hésitent pas à partager leurs sources.

« Bah, vous avez qu'à faire une FIV. »

C'est tellement simple qu'on peut trouver dommage que les couples fertiles n'y aient pas droit, à leur petite FIV.

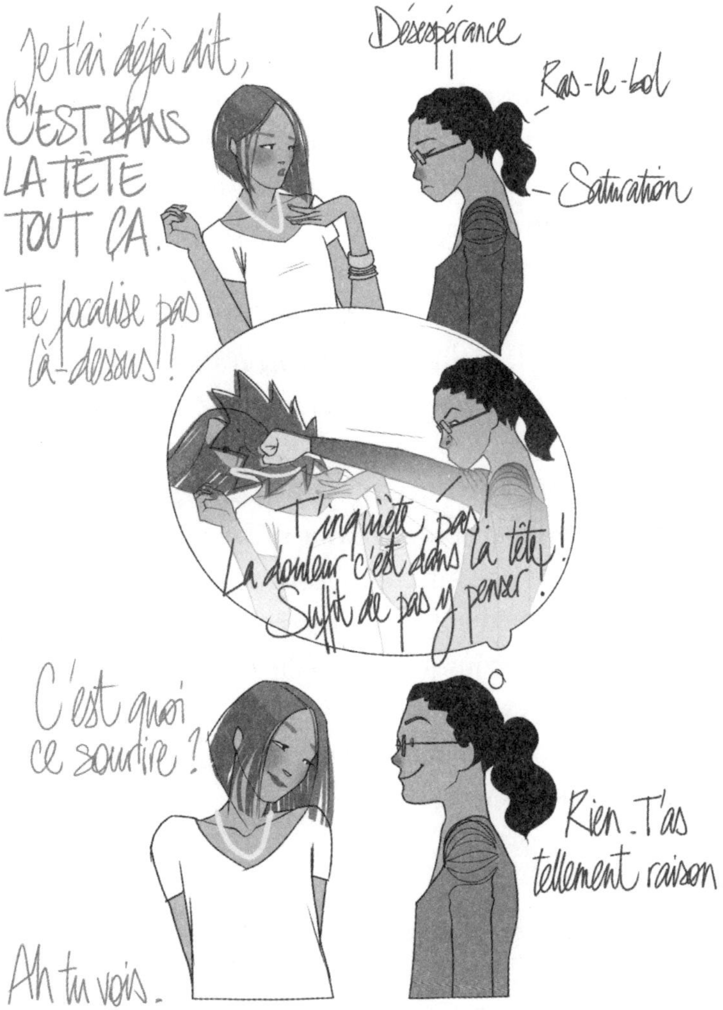
Je t'ai déjà dit,
C'EST DANS LA TÊTE TOUT ÇA.
Te focalise pas là-dessus !
Désespérance
Ras-le-bol
Saturation
T'inquiète pas !
La douleur c'est dans la tête !
Suffit de pas y penser.
C'est quoi ce sourire ?
Rien. T'as tellement raison.
Ah tu vois.

C'est vrai, les bouffées de chaleur, l'hyperémotivité, les maux de tête, la fatigue, les seins douloureux, le ventre gonflé, les ovaires qui tirent et qui vous donnent l'impression de peser une tonne, les nausées, les injections quotidiennes, les prises de sang tous les deux jours, les hématomes qui vont avec, le stress, les échographies endovaginales de bon matin, les heures passées en salle d'attente, votre patron qui vous déteste à cause de vos retards et de vos absences, la salle de recueil et ses magazines porno le jour J, l'anesthésie générale qui vous fracasse, l'anesthésie locale qui, malheureusement, n'anesthésie pas vos ovaires, votre démarche de petite vieille après la ponction, les pertes de sang, l'attente de l'appel du laboratoire qui vous dira si vous avez des embryons, combien et de quelle qualité, les ovules de progestérone qui vous donnent l'impression d'avoir une limace au fond de la culotte, l'hyperstimulation — heureusement légère la plupart du temps, mais qui peut aller jusqu'à l'embolie pulmonaire —, tout ça pour, tous âges confondus, au mieux 25 % de réussites par tentative (en comptant les grossesses qui n'iront pas à terme), ça fait pas rêver ?

« Ça va marcher, il n'y a pas de raison. »

50 % des couples terminent leur parcours d'AMP sans enfant. Alors, à moins que votre entourage ait le don de seconde vue, personne ne peut vous promettre

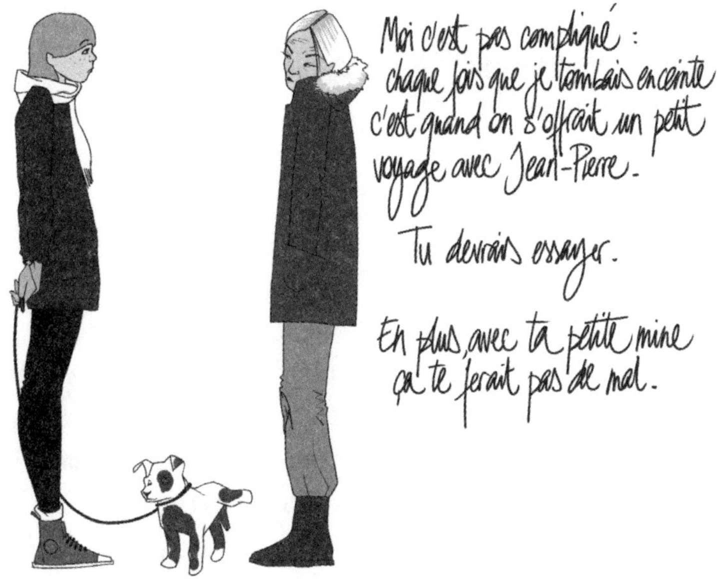
Moi c'est pas compliqué :
chaque fois que je tombais enceinte
c'est quand on s'offrait un petit
voyage avec Jean-Pierre.
Tu devrais essayer.
En plus, avec ta petite mine
ça te ferait pas de mal.

que ça marchera. Et c'est d'ailleurs ce qui rend ce parcours si difficile à vivre, l'incertitude quant à la réussite.

« Vous n'avez qu'à adopter, il y a tellement d'enfants malheureux. »

On n'adopte pas pour faire de l'humanitaire, mais pour fonder une famille ou l'agrandir quand on a déjà des enfants. Le nombre d'enfants adoptables dans le monde est inférieur au nombre de couples et de célibataires souhaitant adopter. Alors, vous songez peut-être à l'adoption, peut-être même avez-vous entamé les démarches pour obtenir votre agrément. Mais cette décision n'appartient qu'à vous. Et si les fertiles trouvent l'adoption si formidable, qu'ils n'hésitent pas. Elle leur est ouverte de la même manière.

« On peut vivre très heureux sans enfant. »

Il s'agit d'une façon élégante de vous dire que vous faites un plat de pas grand-chose. Vous aimeriez bien les y voir, ceux qui vous disent ça. **L'infertilité entraîne une souffrance profonde qui peut mener à la dépression.** Alors, en effet, on peut vivre très heureux sans enfant. Mais quand ce n'est pas un choix, cela demande un sérieux travail de deuil.

« Je connais la cousine de la voisine de la boulangère de mon collègue de bureau qui n'arrivait pas à avoir d'enfant. Elle a fait des FIV et ça ne marchait pas alors avec son mari, ils ont décidé d'adopter et quand ils ont obtenu l'agrément, paf, elle est tombée enceinte. »

Tant mieux pour elle. Sauf que vous vous en foutez royalement. Adopter n'est pas un moyen de tomber enceinte. **Seule une minorité de couples obtient une grossesse spontanée après l'AMP**, qu'ils se soient lancés dans l'adoption ou non. Et ça n'a rien à voir avec le lâcher-prise. Ça a à voir avec le fait qu'une grande partie d'entre eux n'est pas stérile, mais hypofertile et qu'une rencontre entre un spermatozoïde et un ovocyte est donc potentiellement toujours possible. Mais il ne faudrait pas que ces cas fassent oublier la majorité chez qui la rencontre n'aura jamais lieu.

« Il y a pire que ça dans la vie. »

Attention : ce n'est pas parce que la personne qui vous dit ça n'a vécu ni l'infertilité, ni ce qu'elle estime être

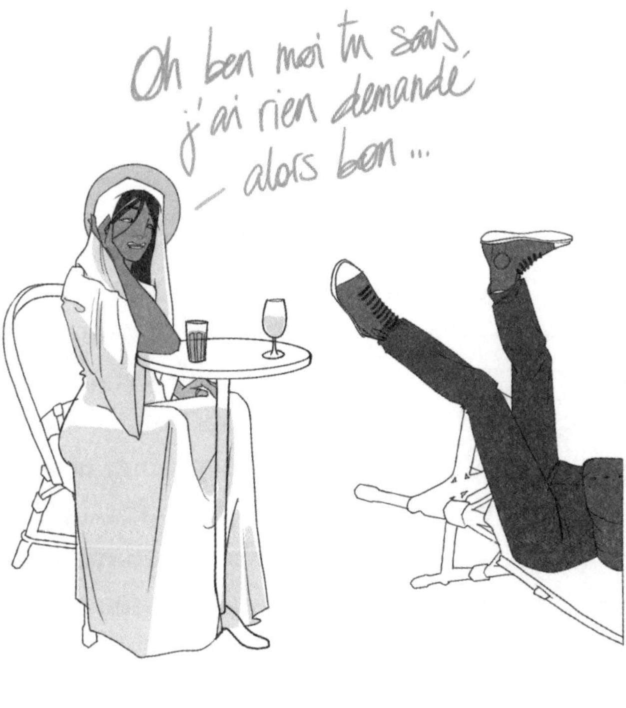
Oh ben moi tu sais j'ai rien demandé alors bon...

pire, qu'elle ne sait pas de quoi elle parle. Ce qui serait bien, pour éviter de lui faire perdre son temps, c'est qu'elle vous livre la liste des événements vraiment graves qui méritent qu'elle compatisse. Il y a fort à parier que son panaris en fasse partie. Mais votre incapacité à faire des enfants (pas comme elle), désolé, mais c'est de la gnognote. Quand cette même personne viendra se plaindre auprès de vous de sa perte d'emploi, de la mort de son chat ou de sa déprime, n'oubliez pas de lui rappeler qu'il y a pire que ça dans la vie. C'est vrai quoi, il faut savoir se soutenir entre amis.

« Vous plaignez pas : vous, au moins, vous pouvez faire la grasse matinée et aller au cinéma quand vous voulez. »

Déjà que vous êtes infertiles, vous n'allez pas en plus vous arrêter de vivre ! Vous le savez parfaitement, que lorsque vous serez parents, vous devrez vous lever plusieurs fois par nuit, que ce sera plus compliqué de se faire des sorties en amoureux mais bon, là, vous n'êtes pas parents. Alors, ouais, vous en profitez et vous avez bien raison. Et faudrait savoir ! On vous a dit que vous y pensiez trop, ce n'est pas en restant cloîtrés chez vous en vous répétant « je suis infertile, je suis infertile, je suis infertile… » que ça va s'arranger.

« De toute façon, t'es aigri(e). »

Oui, un peu. Et c'est surprenant parce qu'après tant de délicates attentions, on aurait pu s'attendre à ce que vous remerciiez chaudement les gens de leur soutien et de leur bienveillance. Non, vraiment, vous prenez tout mal.

Je ne supporte plus les femmes enceintes et les mômes

Madame, vous êtes cernée.

Elles sont partout, affichant fièrement leur gros ventre ou poussant leur poussette Maxi-Cosi. À la caisse du supermarché, dans l'ascenseur, dans la salle d'attente de votre gynécologue (qui est aussi obstétricien), à la plage, au bureau, au mariage de Pierre et Maria, chez votre esthéticienne, dans la rue, vous êtes entourée de femmes enceintes et de mères épanouies. Vous êtes devenue un radar à gros ventres.

D'ailleurs, vous passez votre temps à surveiller la consommation d'alcool de vos amies. Vous attendez avec angoisse le jour où l'une d'entre elles vous annoncera sa grossesse toute neuve. Et ce jour-là, vous le savez, vous serez peut-être aussi heureuse pour elle que malheureuse pour vous.

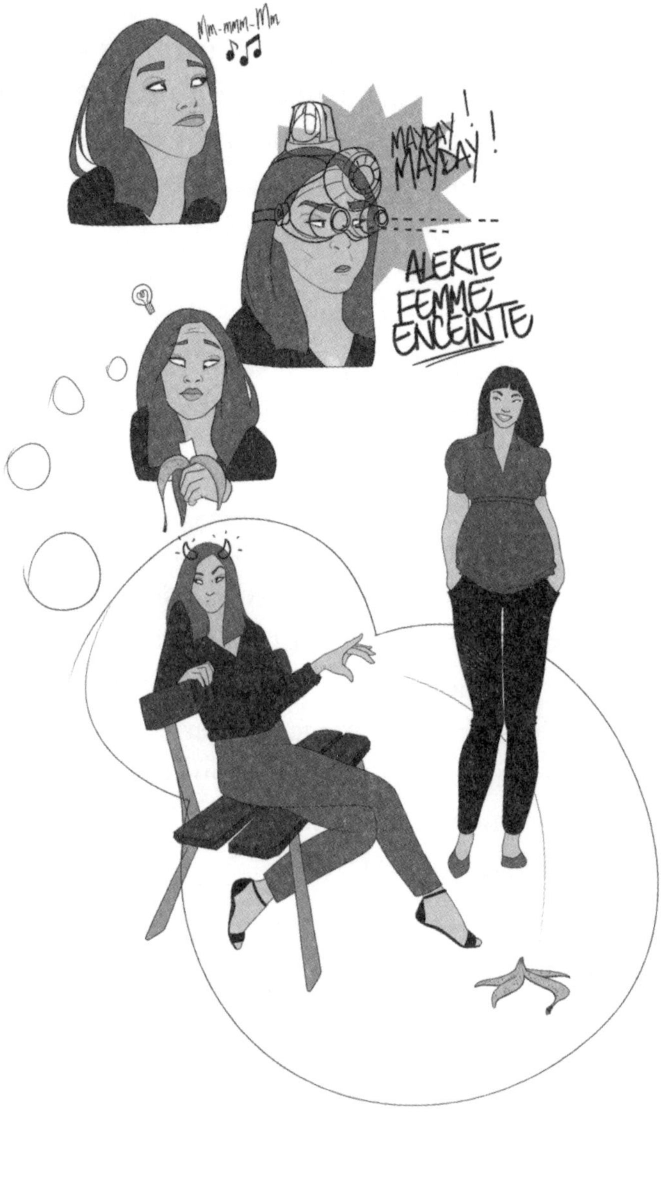
Mm-mmm-Mm
MAYDAY ! MAYDAY !
ALERTE FEMME ENCEINTE

À chaque fois, c'est pareil, vous pleurez pendant trois jours. Parce que merde à la fin, vous aimeriez bien que ce soit votre tour. Certes, il est normal que les gens fassent des enfants. La Terre ne va pas s'arrêter de tourner parce que vous êtes infertile. Et puis, ce sont des gens que vous appréciez, vous devriez vous réjouir.

Ben non.

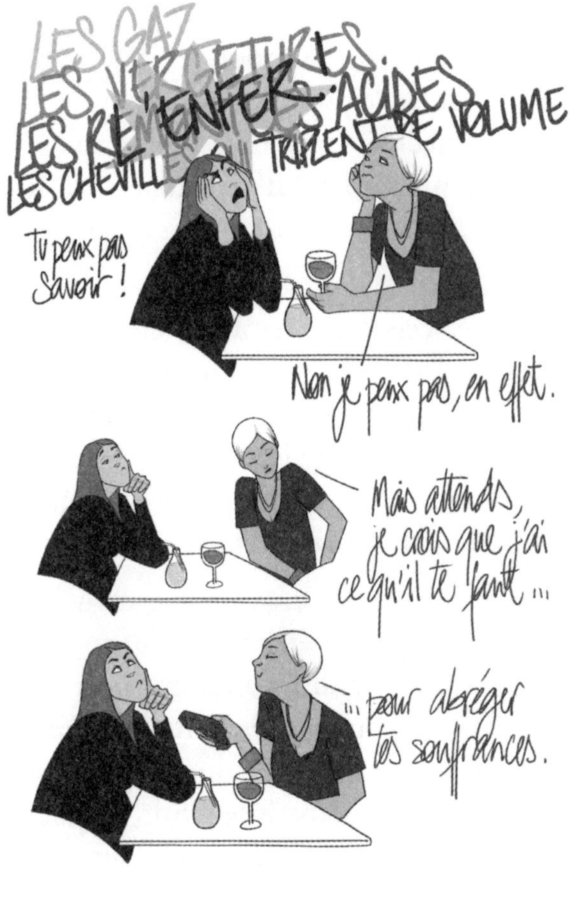
LES GAZ
LES VERGETURES.
L'ENFER !
ACIDES
DE VOLUME
Tu peux pas savoir !
Non je peux pas, en effet.
Mais attends, je crois que j'ai ce qu'il te faut...
... pour abréger tes souffrances.

Ce n'est pas que vous soyez fière de vous mais voilà quoi, vous crevez d'envie d'être à leur place. Si, au quotidien, vous arrivez à vous arranger de votre infertilité, chaque fois qu'un de vos proches plante la graine, la douleur cuisante du temps passé et de vos échecs se réveille. Pourquoi ce qui semble si facile pour la plupart des gens est-il si compliqué pour vous ? Bien sûr que les autres n'y sont pour rien dans vos difficultés mais, encore une fois, vous restez sur le quai à regarder les trains passer.

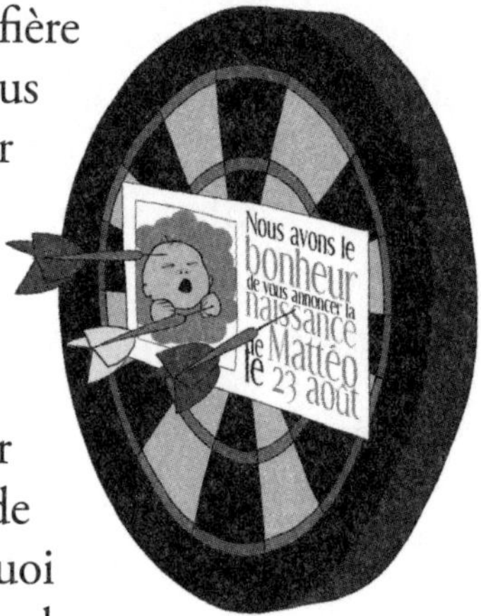
Nous avons le
bonheur
de vous annoncer la
naissance
de Mattéo
le 23 août

D'autant que certaines femmes enceintes aiment se plaindre de leurs maux de grossesse. Vous pouvez comprendre que ce ne soit pas que bonheur et petits oiseaux qui chantent, mais si elles pouvaient éviter d'essayer de vous convaincre qu'être enceinte, c'est le bagne, vous leur en seriez reconnaissante.

Quand le bébé est né, ça va généralement mieux. Encore que voir ce petit être tout neuf roupiller dans son couffin sous le regard fier et attendri de ses parents n'est pas toujours facile. Vous redoutez un peu qu'on vous demande de le prendre dans vos bras. Vous n'êtes pas certaine de pouvoir le rendre. C'est vrai que c'est mignon ces petites choses, c'est pour ça que vous

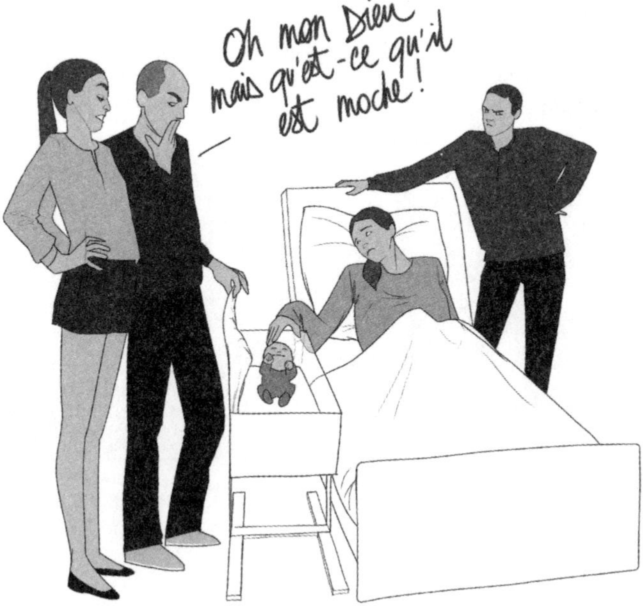
Oh mon Dieu mais qu'est-ce qu'il est moche !

en voulez un, vous aussi. Vous vous laisseriez bien aller à des gouzou-gouzous et des poutous baveux mais quelque chose vous retient. Ce n'est pas votre bébé.

Vous, vous rentrerez ensuite dans votre foyer vide où la seconde chambre sert de débarras. Enfin, pas si vide que ça. Il y a Snoopy, votre teckel, qui attend que vous le sortiez et votre chatte, Grisette, qui vient encore de pisser sur votre canapé.

Vous, Monsieur, vous êtes un peu moins en proie à ce genre de sentiments. Et vous les exprimez certainement moins que Madame. Mais avouez que ça vous fait quand même un petit quelque chose de voir vos copains pouponner.

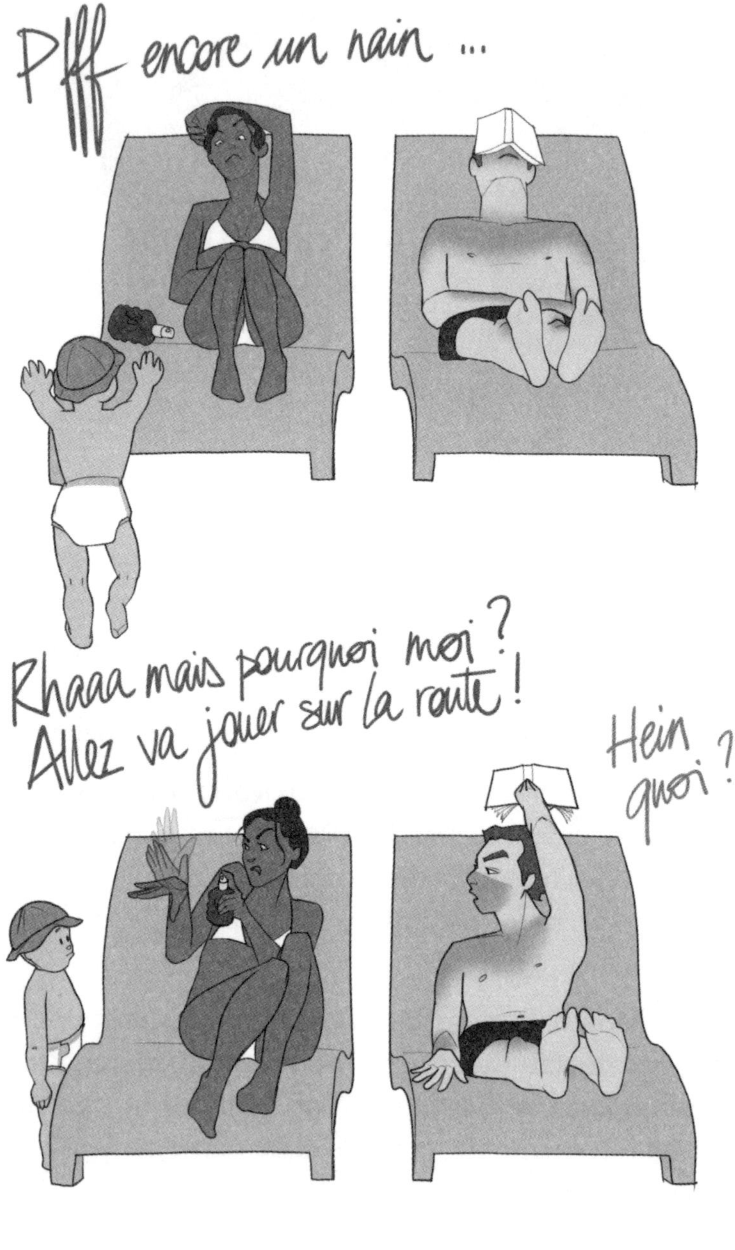
Pfff encore un nain ...
Rhaaa mais pourquoi moi ?
Allez va jouer sur la route !
Hein quoi ?

Bon alors, c'est dans la tête ou pas ? Quand les psys s'en mêlent…

Question essentielle s'il en est.

Parce qu'à force de vous entendre dire que ça viendra quand vous y penserez moins, vous finissez par douter de vos facultés mentales. Surtout si vous êtes dans le cas où votre infertilité est idiopathique (inexpliquée).

On sait que des traumatismes peuvent bloquer les règles d'une femme. On sait aussi que le stress peut avoir un impact négatif sur le spermogramme d'un homme. Donc oui, le psychisme joue dans la fertilité. De là à considérer que toutes les infertilités sont d'origine psychologique, il y a un pas que certains psychanalystes n'hésitent pas à franchir. Certaines personnes vivraient un conflit entre un désir conscient de devenir parents et des blocages inconscients empêchant la grossesse. On en tient pour preuve les histoires de ces femmes qui, après avoir essuyé de nombreux échecs en AMP, tombent enceintes au moment où elles se lancent dans d'autres projets

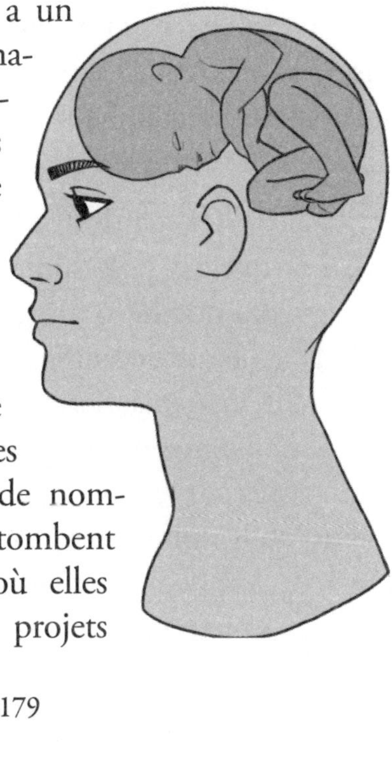

(adoption, mariage, déménagement, nouveau job, vacances aux Seychelles).

Faut-il pour autant envoyer tous les couples infertiles chez le psy ? Non : les personnes ayant une histoire familiale compliquée ou ayant vécu des épisodes douloureux ne font pas plus la queue dans les centres d'AMP que les autres. Enfin, on peut penser que les infertilités inexpliquées ne le sont qu'au regard des connaissances actuelles de la médecine et qu'elles trouveront peut-être une explication d'ici quelques années.

Il ne faut cependant pas sous-estimer l'impact émotionnel de l'infertilité. L'infertilité vous prend la tête. **Elle entraîne une réelle souffrance pas toujours bien comprise par l'entourage.** Les épisodes dépressifs sont fréquents et peuvent aller jusqu'à des idées suicidaires. Le tabou autour de l'infertilité ainsi que la difficulté à vivre entouré de couples avec des enfants, font que vous aurez peut-être tendance à vous isoler.

C'est là que les psys sont utiles. Parce que les psys, ce n'est pas que pour les fous. La plupart des centres d'AMP en France comme en Belgique proposent, voire imposent, des consultations, seul(e) ou en couple, avec des psychologues ou des psychanalystes. Dans le cas où vous passez par le don de gamètes, une consultation est même obligatoire. Dans tous les cas, c'est un soutien précieux qui peut vous aider à mieux vivre votre parcours et à mettre des mots sur ce que vous ressentez et

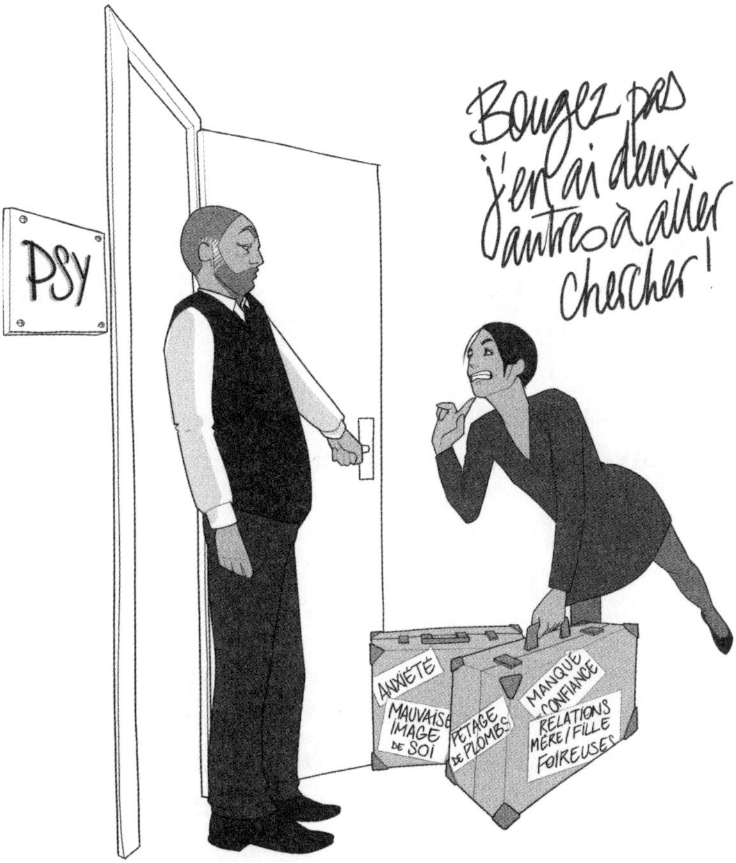
PSY
Bougez pas j'en ai deux autres à aller chercher !
ANXIÉTÉ
MAUVAISE IMAGE DE SOI
PÉTAGE DE PLOMBS
MANQUE CONFIANCE
RELATIONS MÈRE/FILLE FOIREUSES

n'arrivez pas forcément à exprimer (culpabilité, perte de confiance en soi, angoisse, colère...). Parfois, cela fait du bien d'avoir un espace de parole où poser vos valises, un temps rien qu'à vous où vous pourrez dire tout le mal que vous pensez de votre gynéco (qui ne se souvient jamais de vous), de votre conjoint (qui ne fait jamais la vaisselle), de votre mère (parce que c'est toujours de la faute de la mère) ou de votre belle-mère (qui vous déteste, c'est clair).

Toujours est-il que pour être efficace, la demande doit venir de vous. La psychothérapie est une aide réelle, mais il en existe d'autres. Certaines associations proposent des groupes de parole au sein desquels vous pourrez échanger avec d'autres couples qui traversent les mêmes épreuves. Et ça aussi, c'est un sacré soutien.

AMP et vie professionnelle

Il est 6h45, vous arrivez en sueur devant votre centre d'AMP. Celui-ci n'ouvrant qu'à 7h30, vous êtes certaine de passer dans les premières et d'avoir une chance d'arriver à l'heure au boulot pour la réunion avec les Coréens, celle à propos de laquelle votre boss vous a dit : « Je vous préviens, Moulinet, vous avez intérêt à arriver à l'heure demain matin, sinon vous irez pointer à Pôle emploi en moins de temps qu'il n'en faut pour le dire. » Vous poussez la porte de la salle d'attente en reprenant votre souffle et là, horreur, elles sont déjà vingt-cinq à feuilleter des magazines féminins ou à taper compulsivement sur leur smartphone. Mais c'est pas vrai ! Elles sortent d'où ? Elles ont passé la nuit là ou quoi ? Vous estimez mentalement l'heure à laquelle vous serez dehors : OK, vous pouvez commencer à rédiger votre CV.

Entre les retards à répétition dus aux contrôles pendant votre stimulation ovarienne, les congés posés pour pouvoir vous rendre à vos rendez-vous chez les médecins (si vous avez la chance d'avoir encore des congés ou des RTT disponibles) et les arrêts de travail suite aux ponctions, vous sentez bien que vous n'êtes plus en odeur de sainteté auprès de votre patron.

De deux choses l'une : soit vous jouez la transparence et vous lâchez le morceau à vos supérieurs en espérant qu'ils soient compréhensifs, soit vous devenez experte en mensonges et en excuses foireuses. Parce que **concilier vie professionnelle et AMP, ce n'est pas une mince affaire.** D'autant que vous pouvez difficilement prévoir précisément vos absences et vous organiser. Si votre médecin vous dit ponction ou insémination le jeudi, rendez-vous avec des clients japonais ou non, il faudra être à votre centre d'AMP le jeudi. Pas le choix.

Et puis, il faut bien admettre que vous êtes moins concentrée qu'auparavant. Entre les heures passées à taper « symptômes grossesse 10 DPO » sur Google, à vérifier que votre portable capte bien parce que vous

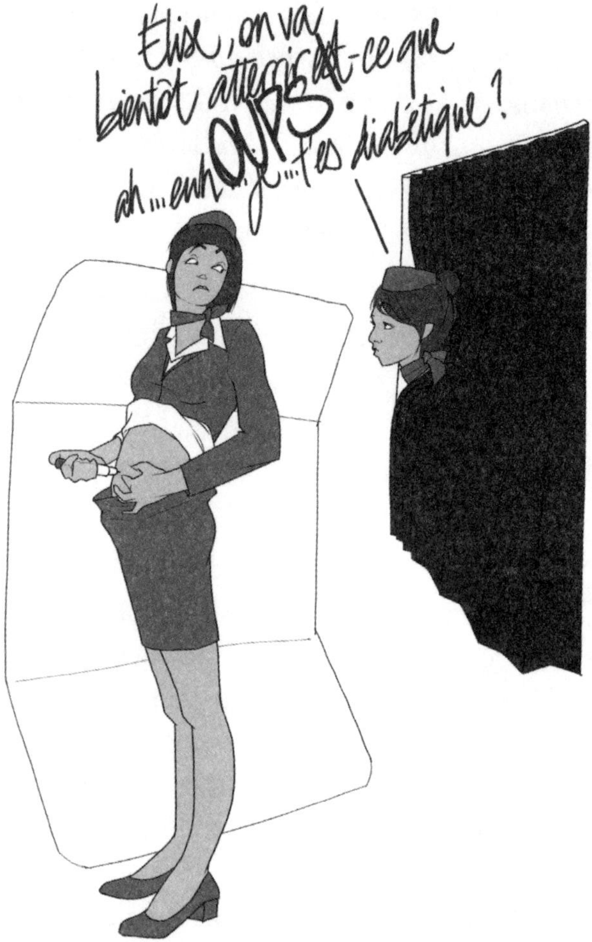
Élise, on va bientôt atterrir, est-ce que t'es diabétique ?
ah... euh... je...
OUPS.

attendez un appel de votre centre d'AMP ou à éviter votre collègue Noëlle qui tient absolument à vous montrer les photos de sa petite nièce (vous en avez déjà assez des bébés de vos amis alors s'il faut en plus s'extasier devant ceux des autres), vous n'êtes pas au summum de votre rentabilité.

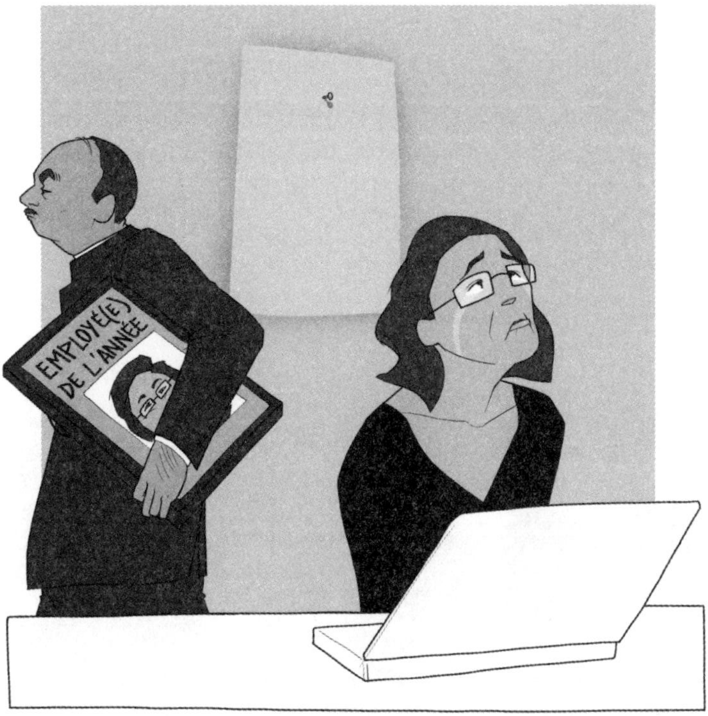

L'idéal serait d'être rentière ou d'avoir un boulot qui vous permette de gérer votre emploi du temps comme bon vous semble. En fait, non, l'idéal serait d'être fertile. Parce que les femmes enceintes ont droit à des aménagements de leur planning (même si, dans les faits, ce droit n'est pas souvent respecté) pour leur permettre de se rendre à leurs rendez-vous médicaux. Vous, que dalle.

Du coup, certaines femmes font le choix d'arrêter de travailler pour se consacrer à leurs traitements. Avec tous les sacrifices, notamment financiers, que cela implique et le risque que toute leur vie finisse par tourner autour de la conception de ce bébé. Remarquez, si vous êtes dans cette situation, ce sera l'occasion de vous mettre au point de croix, de repeindre les murs du salon ou d'ouvrir un blog de cuisine (www.jaimelesquiches.com).

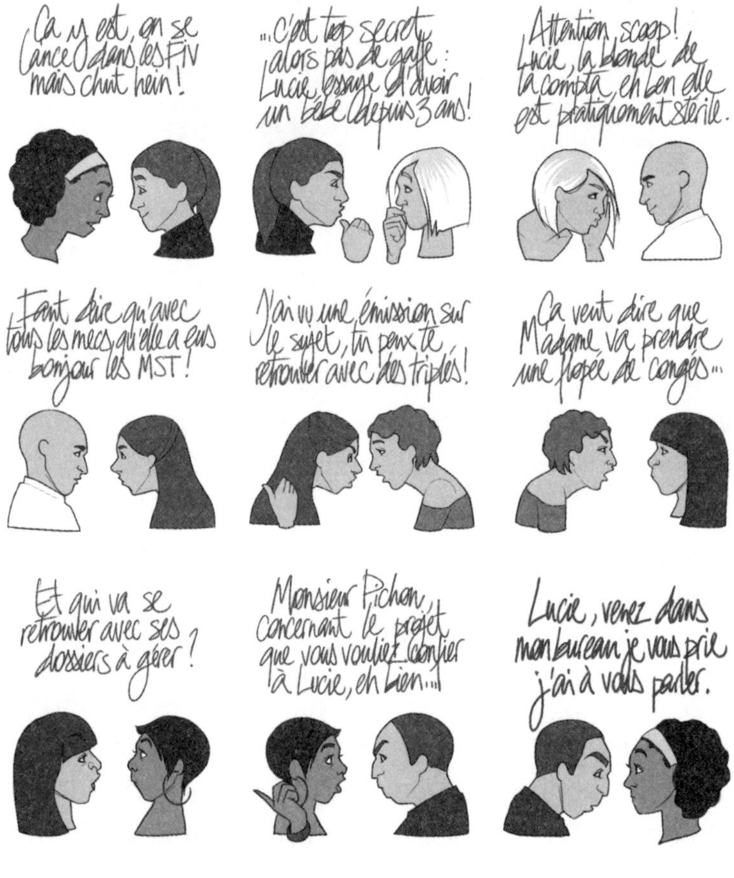
Ça y est, on se lance dans les FIV mais chut hein !
… c'est top secret, alors pas de gaffe : Lucie essaye d'avoir un bébé depuis 3 ans !
Attention scoop ! Lucie, la blonde de la compta, eh ben elle est pratiquement stérile.
Faut dire qu'avec tous les mecs qu'elle a eus bonjour les MST !
J'ai vu une émission sur le sujet, tu peux te retrouver avec des triplés !
Ça veut dire que Madame va prendre une flopée de congés…
Et qui va se retrouver avec ses dossiers à gérer ?
Monsieur Pichon, concernant le projet que vous vouliez confier à Lucie, eh bien…
Lucie, venez dans mon bureau je vous prie j'ai à vous parler.

Les médecins, vos nouveaux meilleurs amis

Vous êtes peut-être du genre à ne vous rendre chez le médecin que lorsque vous êtes à l'article de la mort et à avoir une trouille bleue des hôpitaux. Il va falloir prendre sur vous. Parce que des médecins, des infirmières, des sages-femmes et autres blouses blanches ou pyjamas bleus (ou blancs, verts, roses), vous allez en voir un paquet. L'hôpital ou la clinique va devenir votre deuxième maison (vous auriez préféré une villa au Cap-Ferret, non ?). Et si la déco n'est pas toujours à votre goût (murs jaune pipi, lino bleu qui date des années soixante, néons blafards), il est tout de même important de vous y sentir en confiance. C'est que vous allez y passer un temps fou. Surtout vous, Madame.

En AMP, la personne sur qui vous allez fonder tous vos espoirs, c'est le gynécologue. Inutile de vous dire à quel point il est important que le courant passe. Attention, ce n'est pas votre pote non plus, il n'est pas là pour vous dire ce que vous avez envie d'entendre (« mais bien sûr que vous aurez une famille nombreuse », « les FIV, ça marche à tous les coups », « vous êtes beaux, jeunes et intelligents »). Ce que vous attendez de lui, c'est qu'il soit compétent (après onze ans d'études, c'est quand même la moindre des choses), qu'il réponde à vos questions, qu'il vous explique clairement ce qu'il est possible d'envisager ou non dans votre situation et qu'il vous accompagne tout au long de votre parcours.

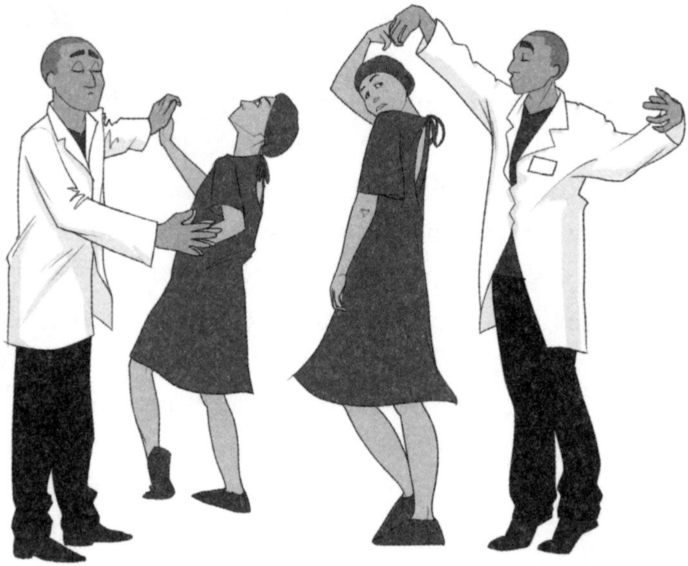

Certains médecins ont tendance à négliger l'aspect humain de leur métier et c'est bien dommage. Rien ne vous oblige à supporter qu'on vous parle comme à une demeurée, qu'on vous tire la gueule, qu'on vous fasse la morale ou qu'on lève les yeux au ciel quand vous posez une question. Afin de mieux comprendre dans quoi vous vous embarquez, nous vous proposons une plongée au cœur du monde fabuleux des gynécologues.

À première vue, le gynécologue vous ressemble. Si vous lui enlevez sa blouse blanche et son spéculum, il pourrait tout aussi bien être votre voisine Henriette ou le sosie de Laurent Delahousse (si votre gynécologue est le sosie de Laurent Delahousse, on veut bien que vous nous envoyiez ses coordonnées). Il a deux bras,

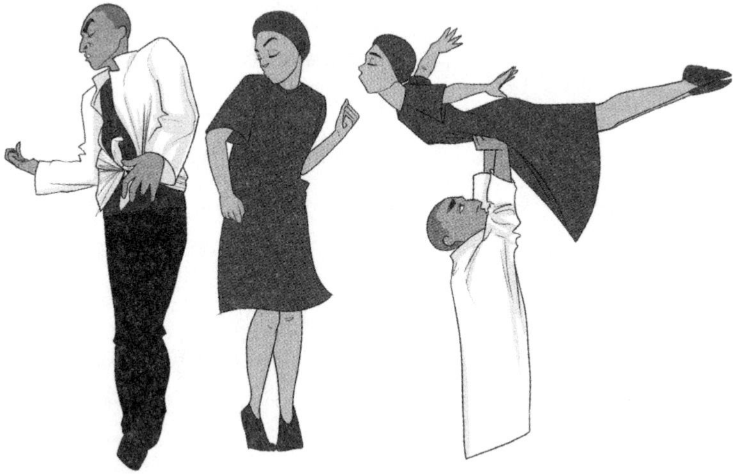

deux jambes et parfois une paire de lunettes. Bref, il a l'air normal. Sauf que lui, il a fait au minimum onze ans d'études. Rien que ça, c'est suspect. On pourrait penser qu'un CAP Boucherie suffirait mais en fait, le gynécologue est avant tout un médecin. Les gens normaux, eux, sont comptables ou transformistes chez Michou. À la rigueur, kinésithérapeutes. Il faut être passablement dégénéré pour se lancer dans des études de médecine. Et a fortiori pour se spécialiser dans la foufoune et les nichons.

Des études très sérieuses ont démontré que le gynécologue est un pervers polymorphe qui a réussi dans la vie. Enfant, il disséquait des animaux et il a eu son premier orgasme en regardant un épisode de *Il était une fois la vie*. Adulte, il joue au golf, passe ses vacances aux Bahamas, participe à des congrès sur la prévention des chlamydias avec d'autres gynécologues et tous ensemble, ils font des blagues à base de cyprine et d'endocol qu'eux seuls peuvent comprendre (les sages-femmes se marrent avec les périnées, chacun son truc). Il n'est pas rare que le gynécologue soit une femme, ce qui prouve que la perversion n'est pas l'apanage des hommes.

Observons-le d'un peu plus près : à l'étude, les gynécologues se divisent en plusieurs variétés que nous nous proposons d'aborder de ce pas.

L'empathique

Il vous accueille en souriant. Il vous demande comment ça va et, truc de dingue, il écoute votre réponse. Il vous explique pourquoi il envisage tel examen, pourquoi il choisit tel traitement. Il répond à vos questions, il vous regarde dans les yeux. Il est doux pendant l'examen et vous demande de le prévenir si vous avez mal. Il respecte votre pudeur, il a prévu un paravent pour que vous puissiez vous déshabiller et vous rhabiller tranquillement. Il vous expose les faits sans jamais chercher à les minimiser où à dramatiser. Il paraît qu'il existe. Une chose est certaine : le jour où vous le trouvez, vous ne le lâchez pas.

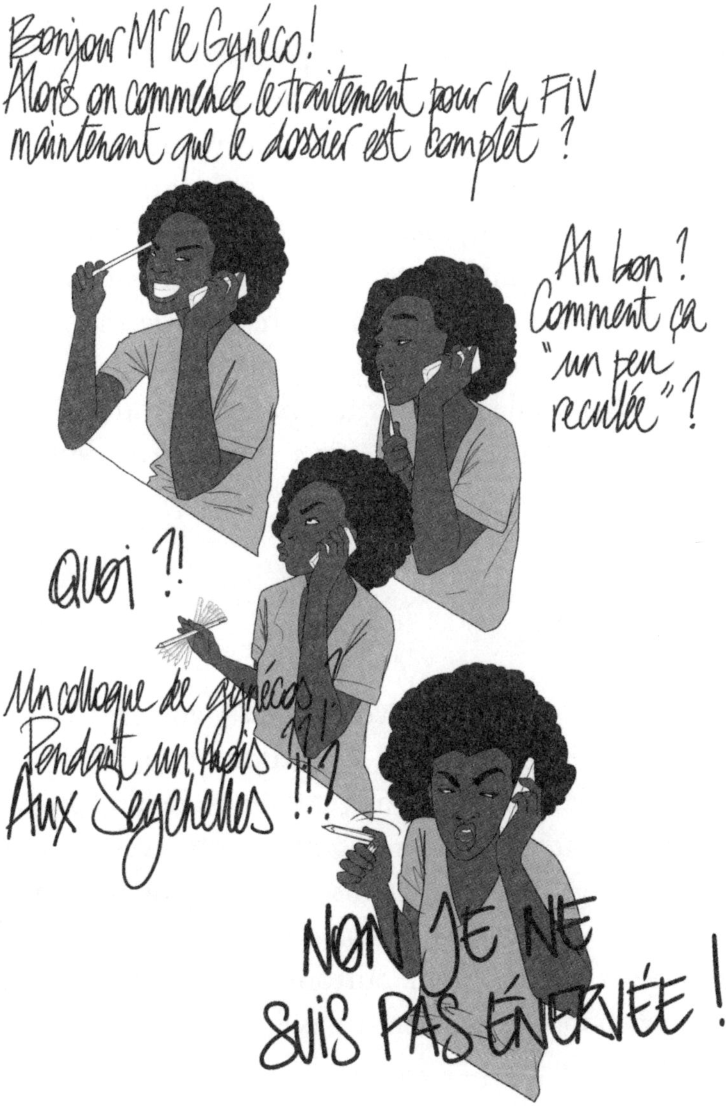
Bonjour Mr le Gynéco!
Alors on commence le traitement pour la FIV maintenant que le dossier est complet ?
Ah bon ? Comment ça "un peu reculée" ?
Quoi ?!
Un colloque de gynécos ?!
Pendant un mois ?!!
Aux Seychelles ?!!
NON JE NE SUIS PAS ÉNERVÉE !

La brute épaisse

Il n'est pas foncièrement méchant. Il a juste zappé le cours où on expliquait que le morceau de chair autour de l'utérus est un être humain pourvu de récepteurs nociceptifs. Ça tombait pendant le bizutage, pas de bol. Généralement, quand il entreprend de vous faire un toucher vaginal, vous réclamez une anesthésie générale. Quand il vous fait une échographie endovaginale, vous pleurez votre mère et quand il vous tâte les seins, vous voulez devenir un mec. Les frottis ? Vous ne vous en souvenez pas, vous avez tourné de l'œil juste avant.

Le paternaliste

Il vous parle comme si vous aviez 4 ans et demi. Il vous fait penser à Jacques Martin du temps où il présentait *L'École des fans*. Vous êtes tentée de lui faire remarquer que vous êtes adulte mais vous avez peur de vous faire gronder. Au moins, il vous explique bien ce qu'il fait. « Attention, je vais mettre le gentil spéculum dans ton joli vagin. Surtout, n'aie pas peur, ça ne fait pas bobo. C'est bien, tu as été très courageuse. » L'arnaque, c'est qu'à la fin de la consultation, il ne vous file même pas de sucette (par contre, il prend volontiers votre chèque).

Le congélateur

Il est froid. Bon Dieu, qu'il est froid. Certaines affirment qu'elles l'ont vu sourire en 1973. Vous n'y croyez pas, encore une légende urbaine. C'est bien simple, quand vous allez le voir, vous entrez en hypothermie direct. Vous vous demandez ce qui se passerait s'il croisait votre regard. Peut-être qu'il vous changerait en statue de glace. Heureusement, ça n'arrive jamais.

Le Bisounours

Avec lui, tout est « merveilleux », « formidable », « superbe », « splendide », « excellent ». Au début, vous trouviez tout cet enthousiasme réconfortant. Il est chaleureux, on ne peut pas lui enlever ça. Vous avez quand même fini par trouver son optimisme pénible quand il vous a affirmé que la prochaine serait la bonne après l'échec de votre quatrième FIV.

Le marchand de tapis

Vous voulez un gosse ? Il peut vous en faire quatre. Vos trompes bouchées ? Votre insuffisance ovarienne ? La quasi-azoospermie de Monsieur ? Pas un problème. « Non, Madame, je peux vous affirmer que vous n'aurez pas besoin de passer par le don de gamètes ou l'adoption. D'ailleurs, on va commencer par des IAC sur cycles spontanés. Commencez à regarder les poussettes doubles. Ça fera 300 €. »

La star

Il passe plus de temps sur le plateau des *Maternelles* que dans son cabinet, il a les dents blanches, il est bronzé même en plein mois de novembre. C'est trois mois au bas mot pour obtenir un rendez-vous en urgence et ça vous coûte un demi-salaire en dépassements d'honoraires. Sinon, il est sympa, il vous appelle Brigitte. Vous vous appelez Nicole mais qu'importe, il paraît qu'il a mis au monde les enfants de Monica Bellucci. Du coup, vous avez un peu l'impression d'être une star, vous aussi.

Le misogyne

Il déteste les femmes, il les méprise, il les conchie. Il n'y a qu'une seule explication au fait qu'il ait choisi ce métier : il veut les faire payer. Quoi ? Vous ne savez pas, mais vous paierez. Il faut que vous sachiez que tout est de votre faute. Tout. L'infertilité de Monsieur, vos fausses couches à répétition, votre utérus contractile et la misère dans le monde. Vous n'êtes qu'une petite chose geignarde et inutile. Limite, on devrait lui filer la médaille du mérite pour consentir à vous recevoir.

L'étourdi

Il vous demande comment vont les enfants alors que vous le voyez précisément parce que vous n'arrivez pas à en avoir. Il vous propose une contraception alors que vous êtes enceinte. Il s'inquiète de savoir si vos règles sont régulières alors que vous n'avez plus d'utérus. Ça fait dix ans qu'il vous suit et rien à faire, il ne se souvient jamais de vous. Vous voulez bien comprendre qu'il voit beaucoup de patientes et qu'il ne peut pas se souvenir de toutes mais tout de même, il pourrait lire votre dossier avant de vous recevoir. Ça lui aurait évité de vous demander comment se passait la grossesse alors qu'il vous a fait un curetage le mois dernier.

Le grand ponte

Dieu, c'est Lui. En toute modestie, bien sûr. D'ailleurs, Il n'est pas un vulgaire Docteur. Non, c'est un Professeur. UN PROFESSEUR, bordel de merde. Vous ne savez pas ce qui Lui vaut ce titre, mais à n'en pas douter, c'est mérité. Quand Il passe en coup de vent, drapé dans Sa blanche blouse, dans les couloirs de l'hôpital, le personnel soignant Lui fait la révérence. Une fois, une secrétaire s'est défenestrée parce qu'Il lui a fait remarquer qu'elle avait oublié de mettre du sucre dans Son café. Il est tellement fort qu'Il peut guérir votre cancer du col de l'utérus rien qu'en vous regardant. Quand Il vous serre la main pour vous dire bonjour, vous ne la lavez plus pendant un mois. Vous avez déjà écrit plusieurs fois au Vatican pour les prévenir que le Messie était revenu et qu'Il est gynécologue. Ils ne vous ont jamais répondu, ces imbéciles.

En un mot comme en cent, si vous ne vous sentez pas en confiance, changez de crémerie, allez voir ailleurs si l'herbe est plus verte. Ce n'est pas leur projet parental qui est en jeu, mais le vôtre.

Cela étant, on n'a pas toujours le choix. Certains couples sont obligés de faire des dizaines de kilomètres pour se rendre au centre d'AMP le plus proche, ce qui complique encore l'organisation quand on a un emploi (d'autant que ça coûte cher). Et il n'est pas rare que des couples traversent le pays pour rencontrer tel spécialiste de renom à Paris, à Bruxelles, à Lyon ou à Rennes.

Il est fréquent que ce ne soit qu'en sortant de votre rendez-vous que les questions vous viennent. Dans ce cas, le réflexe est de les poser à Google. Attention, les infos trouvées sur le net sont à prendre avec des pincettes. Votre cas est unique et Google ne fait pas encore dans la réponse personnalisée (d'autant qu'il a tendance à vous trouver des pathologies dont vous ne soupçonniez même pas l'existence). Sans compter que chaque centre a sa façon de procéder, qui n'est pas forcément mieux ou moins bien que celle d'un autre. Ce n'est pas parce que Brigit78 a eu tel protocole et que ça a marché pour elle qu'il est plus efficace que le vôtre.

Reste une dernière question, plutôt spécifiquement française : public ou privé ? A priori, les compétences du personnel médical sont les mêmes dans les deux cas : ils ont suivi la même formation. En revanche, les délais d'attente sont souvent plus courts dans le privé. La contrepartie, c'est qu'il y a souvent des dépassements d'honoraires et il est donc recommandé d'avoir une bonne mutuelle ou un livret A bien garni. Dans le public, en revanche, tous vos soins sont pris en charge par votre 100 % stérilité (qu'il faut demander dès votre bilan d'infertilité).

En Belgique, la différence entre hôpitaux publics et privés est globalement ténue. Dans les uns comme les autres, la majeure partie des frais est généralement prise en charge par la mutuelle, le ticket modérateur restant seul à la charge du patient. Qui plus est, depuis 2013, les suppléments d'honoraires ont été interdits en chambre double et commune… sauf en hospitalisation de jour (pas de chance, c'est généralement ce qui vous concerne). La grande majorité des hôpitaux a étendu la pratique à l'intégralité des hospitalisations en chambre double ou commune, mais une minorité d'établissements privés facture encore en hospitalisation de jour des dépassements d'honoraires particulièrement salés qui seront pour votre pomme. Pensez à vous renseigner avant de choisir votre centre de soins ou d'opter pour une chambre individuelle, où les tarifs sont généralement prohibitifs si vous ne disposez pas d'une solide assurance complémentaire.

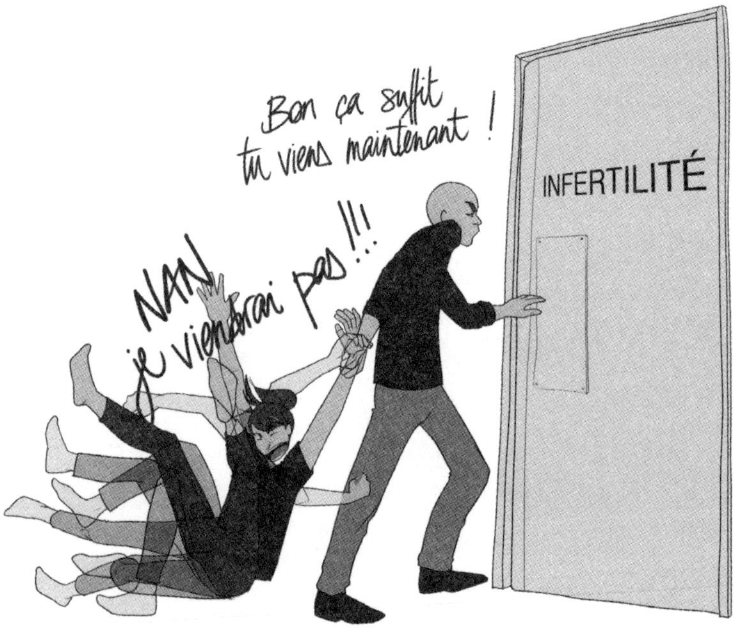
Bon ça suffit
tu viens maintenant !
INFERTILITÉ
NAN
je viendrai pas !!!

Avancer quand même

L'INFERTILITÉ est une suite de renoncements plus ou moins grands, plus ou moins douloureux. La seule manière de les supporter est donc de les aborder au fur et à mesure, par étapes.

Renoncer au bébé couette

Ou ailleurs. De nombreux enfants ont été conçus ailleurs que dans un lit. Il n'en demeure pas moins que le lit conjugal est un lieu propice aux ébats amoureux. Or, normalement, sans partie de jambes en l'air, pas d'enfant. Sauf si vous êtes infertiles (air connu).

Ça n'a l'air de rien, mais l'idée de ne pas faire votre enfant en position du triangle lumineux (ou toute autre position du *Kama-sutra*) ne vous réjouit pas particulièrement. Ce n'est pas tant de renoncer à la sexualité qui vous chagrine (puisque vous n'y renoncez pas, vous avez le droit de continuer à pratiquer) que de devoir faire intervenir la médecine dans ce qui normalement est une histoire intime.

Faire l'amour et créer une vie, c'est quand même plus glamour que d'écarter les cuisses devant son gynécologue et de se masturber dans un laboratoire. Mais au final, le résultat sera le même : vous aurez un enfant et probablement que lui, il s'en fichera de la manière dont les graines de papa ont rencontré les graines de maman (lui, ce qui l'intéresse, c'est de pouvoir aller jouer à la console ou regarder un DVD de *Dora l'exploratrice*). Mais, vous, au moment où vous vous lancez dans l'AMP, vous ne savez pas encore s'il y aura un Junior à qui expliquer l'histoire des graines (qui ont fait un passage dans une éprouvette).

Dans *nullipare*, il y a *nul* et ça, en tant qu'infertile, vous l'avez bien entendu. Vous perdez confiance en vous, en votre corps. Vous avez besoin d'aide pour faire la chose la plus naturelle du monde : un enfant. Il s'agit d'une vraie blessure narcissique. Et même si vous êtes reconnaissants à la médecine de l'espoir qu'elle vous donne, vous rêvez quand même qu'un jour, un enfant vienne tout seul.

C'est pour ça qu'après la naissance de votre premier rejeton, quand on viendra vous parler contraception à la maternité, vous serez sans doute écroulés de rire. D'abord parce que le contraceptif, c'est vous (sinon, il ne vous aurait pas fallu 3 IAC et 2 FIV pour concevoir Philistin Junior), ensuite parce que vous ne seriez pas contre l'idée qu'un petit deuxième vienne se pointer tout seul (à moins bien sûr que vous ne souhaitiez pas de petit deuxième) (ou de petit quatrième si vous avez eu des triplés).

Renoncer au bébé biologique

Votre patrimoine génétique est à n'en pas douter exceptionnel (ces reflets dorés sur votre chevelure auburn sont ravissants). Celui de votre moitié l'est tout autant. Alors, vous vous dites que le mélange des deux va détonner. Forcément. Vos enfants seront beaux, intelligents, drôles (comme leur père, grand amateur de blagues Carambar) et doués pour la musique (comme leur mère, qui sait jouer *Au clair de la lune* au piano avec un seul doigt).

Hélas, la nature a été particulièrement injuste avec vous. Vous êtes stérile. Mais vraiment stérile. Votre patrimoine génétique, vous ne pourrez le transmettre à personne. Alors, il y aurait bien une solution qui vous permettrait de vivre une grossesse (le don de gamètes ou d'embryons

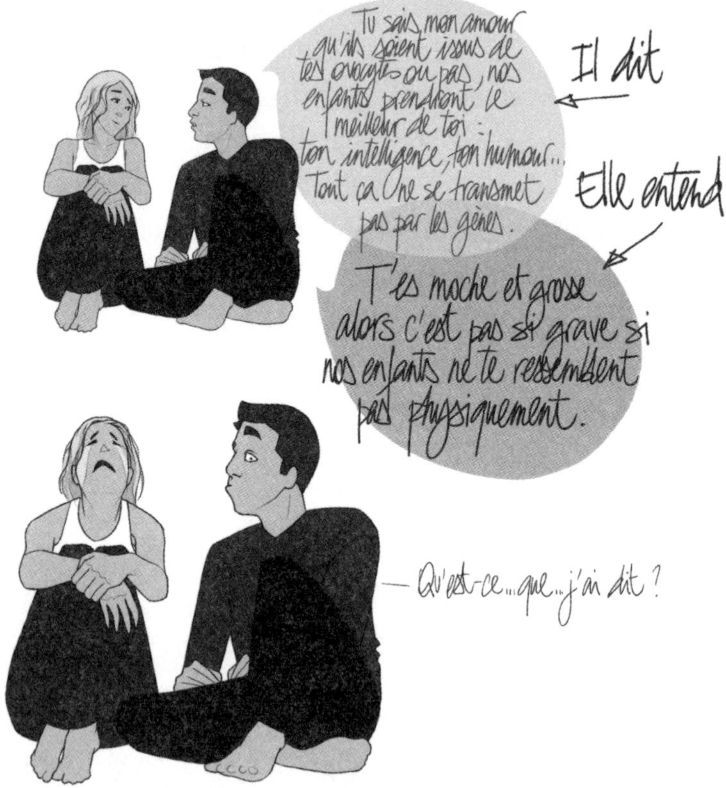
Tu sais, mon amour qu'ils soient issus de tes ovocytes ou pas, nos enfants prendront le meilleur de toi : ton intelligence, ton humour... Tout ça ne se transmet pas par les gènes.
Il dit
Elle entend
T'es moche et grosse alors c'est pas si grave si nos enfants ne te ressemblent pas physiquement.
— Qu'est-ce... que... j'ai dit ?

si vous n'avez vraiment pas de bol en matière de fertilité), mais pas d'être parent biologique.

Il est particulièrement douloureux pour un homme ou une femme de se résoudre à avoir un enfant qui ne sera pas issu de ses gènes. Le lien biologique est très valorisé dans notre société. Si la loi reconnaît que le père et la mère sont ceux qui élèvent l'enfant et dans le cas du don d'ovocytes, celle qui accouche, il y a souvent une confusion entre la parentalité sociale et le fait de transmettre ses gènes. On entend parfois parler de père et de mère biologiques pour désigner les donneurs. Dans les familles, quand un enfant naît, on cherche souvent à qui il ressemble. Il a les yeux de sa mère, le nez de son père et les oreilles de pépé Georges. Parce que, ne l'oublions pas, votre patrimoine génétique (dents blanches, alignement parfait, jamais une carie), vous le tenez de vos parents, de vos grands-parents, etc. Votre stérilité rompt cette filiation.

Pour les femmes bénéficiant d'un don d'ovocytes, la grossesse compense en partie le fait de ne pas transmettre ses gènes. C'est d'elle que le bébé va recevoir l'oxygène et les nutriments dont il a besoin pour se développer. Pour les hommes, c'est plus compliqué. Leur paternité est uniquement sociale. Ils adoptent en quelque sorte l'enfant de leur femme.

Pour autant, **être parents est bien plus qu'une histoire de gènes.** Être parents, c'est avant tout accueillir un enfant, lui transmettre des valeurs, une histoire, lui donner des repères pour qu'il puisse se construire et devenir autonome. Les parents adoptifs sont autant parents que les parents biologiques. Il en va de même pour le don de gamètes.

Que ce soit avec ou sans don, vous serez les parents de vos enfants.

Renoncer à la grossesse

La vie humaine commence dans le corps des femmes (si on excepte les quelques jours qui précèdent le transfert lors d'une FIV). Le miracle de la vie. Ce miracle, vous auriez aimé le vivre, vous aussi. Aussi bien Monsieur que Madame.

Pourtant, le chemin vers la parentalité prend parfois d'autres voies. L'adoption, bien sûr, mais aussi la gestation pour autrui (bien qu'elle soit formellement interdite en France). Et dans ces cas-là, l'enfant, votre enfant, a grandi dans le corps d'une autre.

Souvent, on vous aura demandé pourquoi vous n'adoptez pas (il y a tellement d'enfants malheureux dans le monde, bla bla bla). Parce que ce n'est pas si simple. Déjà parce qu'il n'est écrit nulle part qu'un couple infertile doit adopter (de la même façon que vous n'êtes pas obligés de courir en AMP) et parce que l'adoption, c'est un chouia compliqué. Tant dans les procédures administratives que sur le plan psychologique. On ne se lève pas un matin en se disant « ah tiens, si j'adoptais ? ». C'est un travail

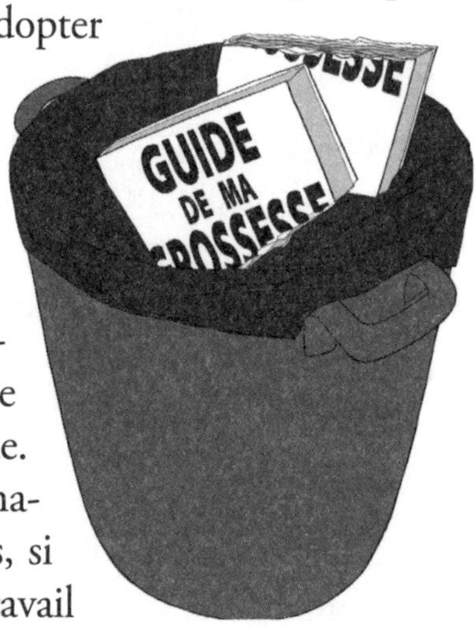

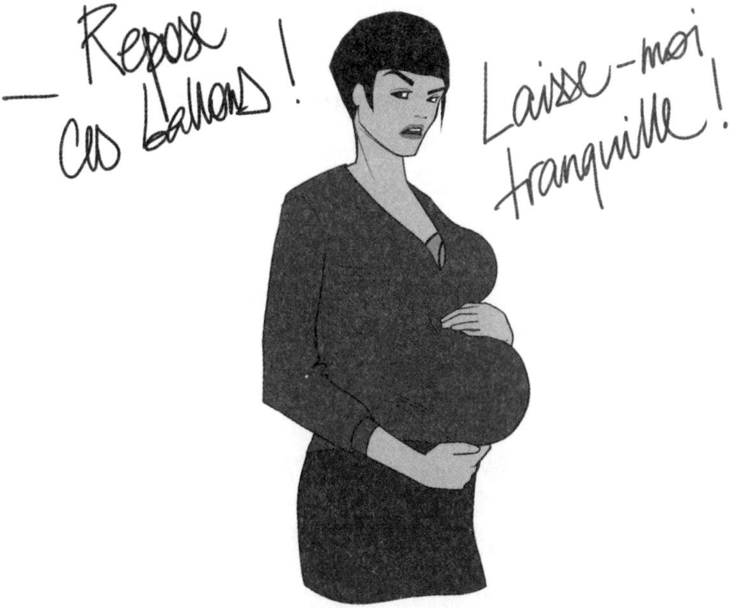

fondamental à faire sur soi. **Accepter de ne pas être enceinte, de ne pas sentir son bébé bouger dans son ventre, de ne pas le mettre au monde, de ne pas entendre son premier cri, de ne pas l'allaiter (si vous souhaitez allaiter), cela ne va pas de soi.** Il y a peu de femmes et d'hommes qui ne souhaitent pas vivre ces moments-là.

Évidemment, si vous adoptez, vous aimerez votre enfant « comme si c'était le vôtre » (puisque ce sera le vôtre). Évidemment que vous vous en ficherez qu'il ne vous ressemble pas, qu'il n'ait pas la même couleur de peau que vous, qu'il ne soit pas sorti de votre ventre. Mais il faut en faire, de la route, pour en arriver là.

Voyons les choses du bon côté (car il n'y a pas que des inconvénients à ne pas vivre les joies de la grossesse) : pas de vergetures, pas de seins qui tombent (en tout cas, pas plus que d'habitude), pas d'épisiotomie, pas de rééducation du périnée (le vôtre est comme neuf), pas de montées de lait anarchiques (et vous gardez votre dignité).

Alors, elle est pas belle la vie ?

Renoncer à être parents

50 % des couples termineront leur parcours d'AMP sans avoir eu d'enfant. Une partie d'entre eux se tourneront vers l'adoption, mais d'autres décideront d'arrêter les frais. Il faudra alors se résoudre à ne jamais être parents. Ce n'est pas une mince affaire.

Ce sera peut-être votre cas.

On a sans doute dû vous dire qu'on pouvait vivre très heureux sans enfant (« on » étant souvent des parents). C'est vrai. Mais vous, ce n'était pas du tout comme ça que vous aviez envisagé votre avenir. Et vous n'êtes pas les seuls puisqu'autour de vous, tout le monde ou presque fait un, deux, trois enfants ou plus.

En général, on ne sort pas d'un tel parcours en se disant : « Chouette, on va pouvoir faire la grasse matinée et profiter à fond de la vie. » Vous êtes vidés, épuisés par les traitements et les échecs, amers, en colère contre cette médecine qui n'a pas réussi à vous aider (alors que vous lui auriez été infiniment reconnaissants si vous étiez devenus parents). Soulagés aussi, peut-être, d'en avoir fini avec tout ça.

La question qui se pose maintenant à vous : qu'allons nous faire de nos vies ? Pour beaucoup de gens, une vie sans enfant est à peine envisageable. Du moins, ils l'envisagent pour les autres, mais pas pour eux-mêmes. Vous, vous ne serez jamais une famille, vous resterez un couple.

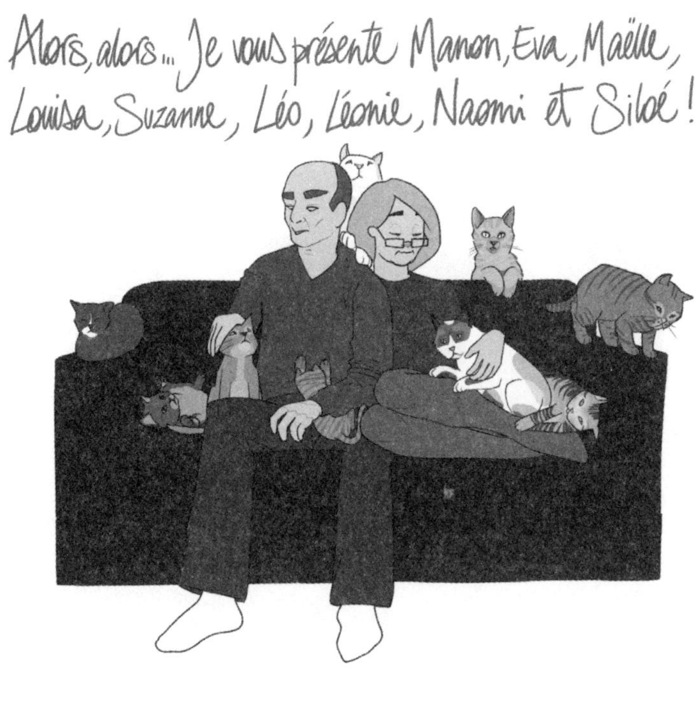
Alors, alors... Je vous présente Manon, Eva, Maëlle,
Louisa, Suzanne, Léo, Léonie, Naomi et Siloé !

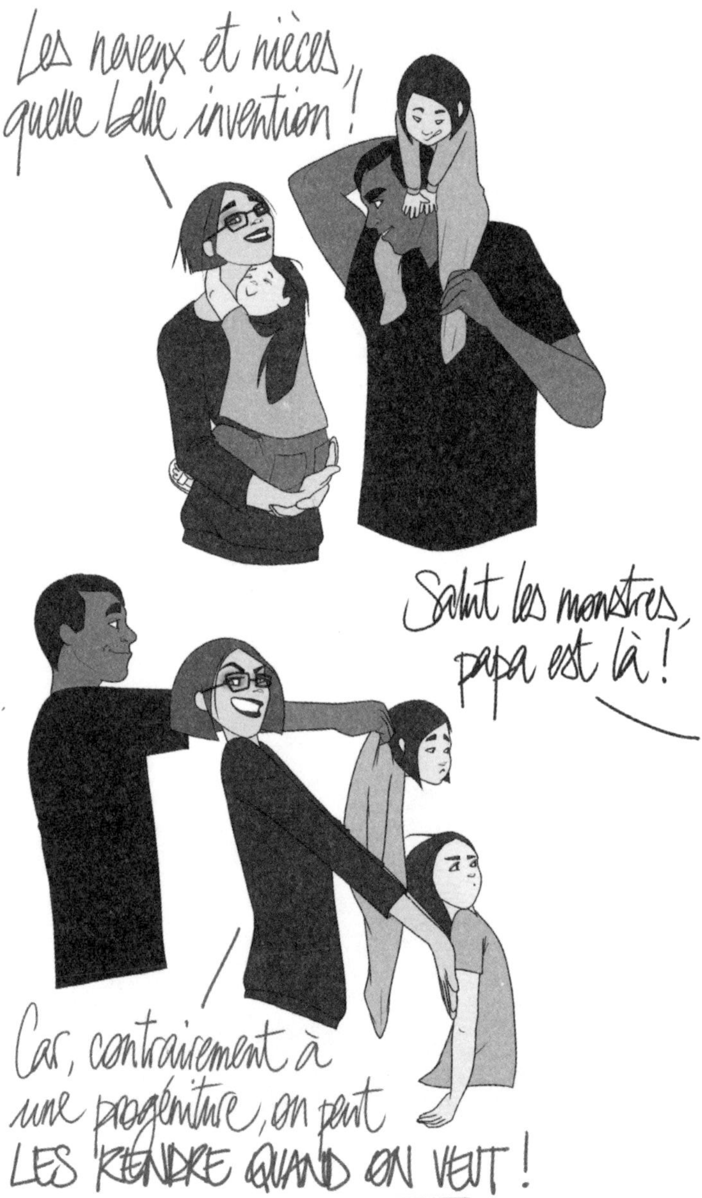
Les neveux et nièces, quelle belle invention !
Salut les monstres, papa est là !
Car, contrairement à une progéniture, on peut LES RENDRE QUAND ON VEUT !

Vous avez un deuil à faire, celui de votre désir d'enfant. Cela ne se fait pas en un jour. Certains psys comparent ce deuil à celui que doivent faire les parents qui ont perdu un enfant. Mais comment faire le deuil d'un être qui n'a jamais existé ? Votre souffrance est à la mesure de ce que vous avez investi dans ce projet.

Votre vie n'est pas finie pour autant, loin de là, mais il va falloir la réinventer. Vous recentrer sur votre couple, votre vie professionnelle (et, pourquoi pas, envisager d'en changer), vos loisirs, votre famille, vos amis. Prendre du temps pour vous reconstruire individuellement et à deux.

Vous allez découvrir que vous avez bien plus de ressources et de force en vous que vous ne l'auriez imaginé.

En attendant d'en arriver là, voici, à toutes fins utiles, quelques avantages à ne pas avoir d'enfants :

- Madame peut manger des fruits de mer, du fromage au lait cru et des sushis.
- Madame n'a pas un mioche accroché à son sein en permanence.
- Madame peut faire plein de câlins à son chat parce qu'elle s'en tape qu'il lui refile la toxoplasmose.
- Madame peut picoler autant qu'elle veut.

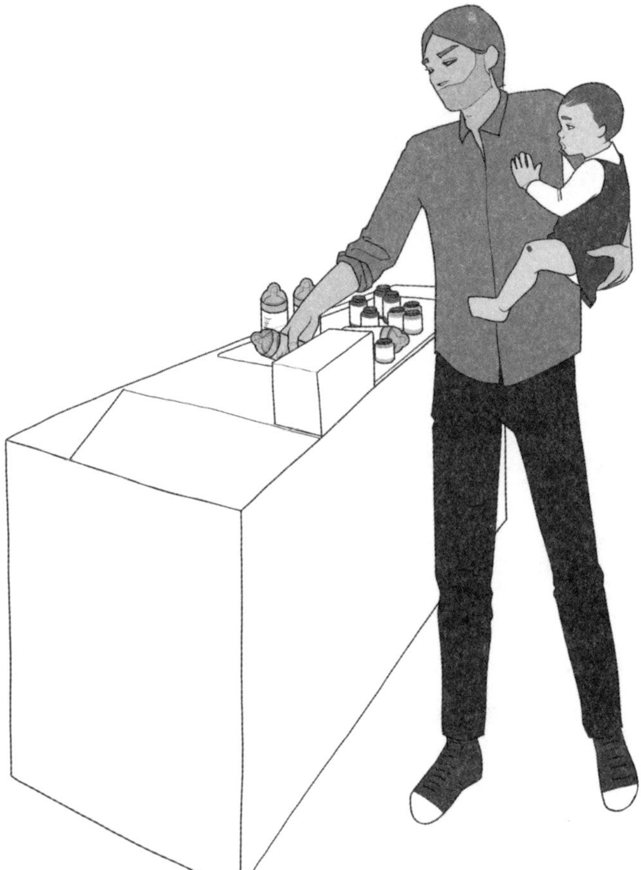

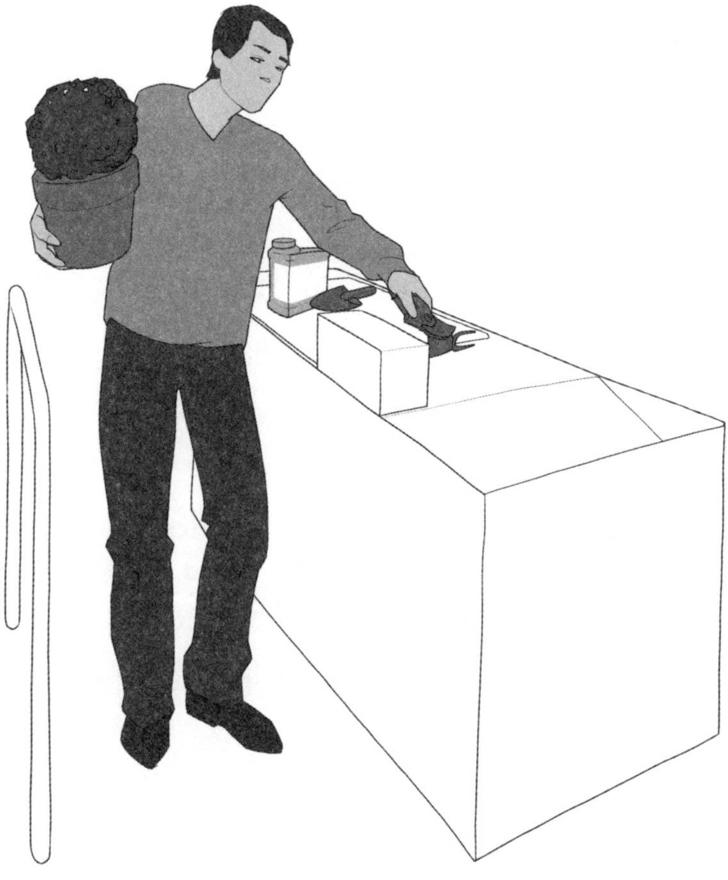

- Madame n'a jamais eu d'hématomes à la chatte, ni d'épisio.
- Madame peut se couper les ongles de pieds toute seule.
- Quand Madame a mal à la tête, elle peut prendre du Nurofen.
- Madame peut boire du thé avec de la théine et du café avec de la caféine.
- Madame a des seins de jeune fille qui tiennent tout seuls (et toc!).
- Madame n'a pas de vergetures (et retoc!!).
- Vous avez le teint frais puisque vous faites des nuits complètes (et reretoc!!!).
- Vous pouvez vous rendre à tous les concerts du monde. Votre seule limite, c'est l'argent. Idem pour les expos, le ciné, les restos, etc.
- Vous pouvez faire la grasse mat' tous les week-ends.
- Vous pouvez ne rien prévoir.
- Vous ne galérez pas avec une poussette dans le métro.
- Vous ne connaissez pas le nom des Barbapapas par cœur.

- Vous avez du temps pour lire des livres d'adulte (sans images et de plus de vingt pages).
- Vous pouvez dire des tas de gros mots.
- Si vous avez les thunes, vous pouvez choisir n'importe quelle destination pour vos vacances.
- Vous ne polluez pas la planète avec les couches sales de votre bébé.
- Vous avez un tas d'autres sujets de conversation que la diarrhée du petit dernier.
- Vous ne ratez jamais le début d'une émission à la télé parce que le grand ne veut pas dormir.
- Vos vêtements ne sentent pas le vomi de bébé.
- Vous pouvez faire l'amour dans n'importe quelle pièce de l'appartement et à n'importe quelle heure (oh tiens, t'as vu mon amour ? La machine à laver est en mode essorage !).
- Vous pouvez dire du mal des parents qui foutent la tronche de leur bébé à la place de la leur comme image de profil sur Facebook.
- Vous ne passerez jamais le téléphone à vos gamins pour que vos copains entendent à quel point ils ont fait des progrès niveau langage (t'as entendu, il dit « agueuuuu » !).
- Il n'y a aucun livre de Laurence Pernoud chez vous.

- Vous pouvez offrir des jouets bruyants aux enfants de vos amis et voir combien de temps ils tiendront avant de se décider à enlever les piles et affronter les pleurs de leur progéniture.
- Chez vous, on peut parler normalement après 20 h 30, on n'est pas obligé de chuchoter.
- Vous ne savez pas qui sont les amis de Tchoupi.
- D'ailleurs, vous ne savez pas qui est Tchoupi.

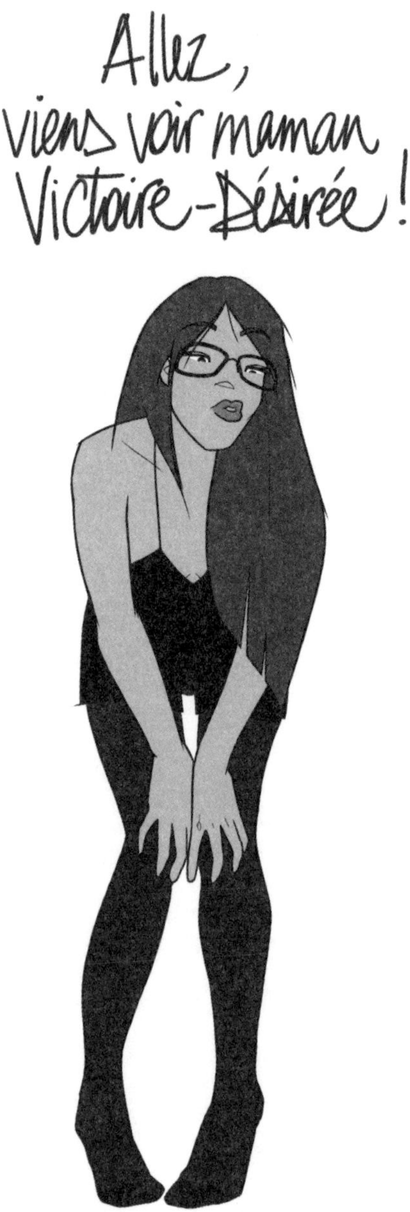
Allez, viens voir maman Victoire-Désirée !

PARTIE 3
LA VIE APRÈS L'AMP

Les miracles existent-ils ?

Quand on parle de miracle, on parle bien sûr de grossesse spontanée, de bébé surprise. Ceux qui débarquent juste avant de se lancer dans un parcours d'AMP ou qui se pointent après plusieurs échecs de la médecine. Dans la mesure où de nombreux couples ne sont pas définitivement stériles, mais hypofertiles, voire très hypofertiles, on peut se dire que techniquement, une grossesse naturelle est toujours possible. Mais il y a aussi beaucoup de couples hypofertiles à qui ça n'arrivera jamais. La majorité. Alors, ces grossesses miracles ont-elles à voir avec le lâcher-truc ou sont-elles le fruit du hasard ? Nous avons posé la question à Micheline, experte ès questions d'infertilité.

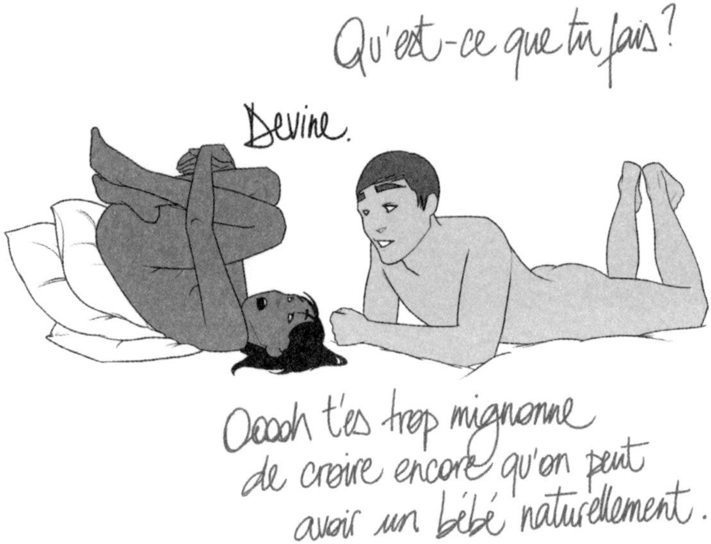
Qu'est-ce que tu fais ?
Devine.
Ooooh t'es trop mignonne
de croire encore qu'on peut
avoir un bébé naturellement.

Avant de commencer, nous souhaitons préciser que pour respecter l'anonymat des personnes citées, nous avons modifié leurs noms ainsi que les lieux mentionnés.

LE Guide des Couples Infertiles : Micheline, bonjour. Pour commencer, pourriez-vous vous présenter en quelques mots à nos lecteurs ?

Micheline : Bien sûr. Alors, voilà, je suis Micheline, esthéticienne à Le Pontet-sur-Tuile depuis vingt-cinq ans, divorcée et mère de trois enfants (Kevin, Samantha et Dylan).

LGCI : Merci Micheline. Pouvez-vous nous dire comment vous êtes devenue spécialiste en infertilité ?

Micheline : C'est très simple : dans mon métier, je rencontre beaucoup de femmes et une épilation du maillot en entraînant une autre, elles finissent souvent par me confier leurs petits tracas. Il faut dire que j'ai un grand sens de l'écoute, je suis très emphatique alors…

LGCI : Empathique…

Micheline : Pardon ?

LGCI : Je crois que vous vouliez dire empathique, quand on se met à la place de l'autre.

Micheline : Oui, c'est ça. C'est ce que j'ai dit. Je suis très emphatique. En plus, la stérilité, je connais bien. Je l'ai moi-même vécue.

LGCI : Ah oui ? Vous êtes passée par l'AMP ?

Micheline : La quoi ?

LGCI : L'AMP… la PMA… l'assistance médicale à la procréation…

Micheline : Connais pas.

LGCI : Mais si, vous savez bien : les fécondations *in vitro*, les FIV, les inséminations artificielles…

Micheline : Ah ça… Non, pas eu besoin. Kevin, c'était un accident. Un soir, avec Maurice, mon ex-mari, on avait un peu picolé, alors on a oublié de mettre un préservatif. Pour Samantha, je suis tombée enceinte dès l'arrêt de la pilule. C'est pour Dylan que ç'a été plus compliqué, ça a pris cinq mois. Faut dire que j'avais 28 ans et je pense que je commençais à être trop vieille.

LGCI : Oui, enfin, l'âge moyen de la première grossesse en France est de 30 ans, vous savez ? Et puis, cinq mois pour concevoir un enfant est un délai tout à fait raisonnable. L'OMS considère qu'il faut un an de rapports sexuels non protégés sans grossesse pour être considéré comme infertile.

Micheline : C'est qui Loémesse ? Un médecin ?

LGCI : Non, c'est l'Organisation mondiale de la santé. Mais peu importe. Parlez-nous plutôt de vos clientes infertiles. Qu'avez-vous appris en les écoutant ?

Micheline : Ben, une chose est claire, c'est que tout ça, c'est dans la tête. Elles y pensent trop, c'est pour ça que ça ne vient pas. Bon, je peux comprendre, moi aussi, avant d'attendre Dylan, j'étais très inquiète. Cinq mois, c'est long. Et puis, on est partis en vacances au camping de Cavalaire et en revenant, je vous le donne dans le mille, j'étais enceinte.

LGCI : Édifiant, en effet. Mais revenons à vos clientes si vous le voulez bien. Beaucoup d'entre elles sont passées par la FIV ?

Micheline : Le truc avec les hormones ? Ouais, pas mal. Il y en a de plus en plus, la faute à la pilule si vous voulez mon avis. Je me méfie de ces trucs, ça donne le cancer. Madame Baudouin, par exemple, elle a fait des

FIV comme vous dites, ben elle a eu un cancer de la peau. Bon, c'est vrai qu'elle fait beaucoup de seins nus à la plage et qu'elle ne met pas de crème solaire, mais quand même, moi je crois que c'est lié. Vous ne pensez pas ?

LGCI : Non, je doute que le cancer de la peau soit lié aux traitements hormonaux qu'elle a pris pour ses FIV. Mais passons, Madame Baudouin a-t-elle eu la joie de tomber enceinte naturellement ? Et si oui, dans quel contexte ?

Micheline : Non, elle a jamais eu d'enfant. Par contre, Madame Martin, elle, elle en a fait plein, des FIV machin chose parce que son mari, il est stérile. Et ça marchait pas. Alors, ils ont décidé d'adopter. Et elle est tombée enceinte comme ça, paf, toute seule. C'est vrai qu'à l'époque, elle a eu des problèmes de machine à laver et que Monsieur Duval a dû venir la réparer plusieurs fois. Ça a dû lui changer les idées, ces histoires de machine à laver et du coup, elle a arrêté d'y penser et elle est tombée enceinte. Il est gentil, Monsieur Duval, toujours prêt à vous filer un coup de main. Et bel homme avec ça. Vous le connaissez ?

LGCI : Non, mais il a l'air très… efficace… Et sinon, Micheline, d'autres exemples ?

Micheline : Bien sûr. Il y a eu Madame Dugenou aussi. Un cas difficile, Madame Dugenou.

LGCI : Vous voulez dire sur le plan médical ?

Micheline : Non, je parle d'épilation. Elle est très poilue. Je suis toujours obligée de lui faire payer un supplément pour la cire.

LGCI : Je comprends. Madame Dugenou avait des problèmes d'infertilité ?

Micheline : Ouais, et pas qu'un peu. Son gynécologue, il lui avait dit qu'elle ne pourrait jamais avoir d'enfant.

LGCI : Jamais ?

Micheline : Jamais, jamais, jamais. Elle était très triste.

LGCI : On peut la comprendre.

Micheline : Oui, alors moi j'y ai dit qu'il fallait qu'elle se change les idées, hein, pour pas qu'elle reste avec son chagrin. Et elle m'a écoutée. Vous savez quand est-ce qu'elle est tombée enceinte ?

LGCI : Quand elle a fait venir Monsieur Duval pour sa machine à laver ?

Micheline : Mais non, la sienne était neuve. Non, elle a acheté un ficus.

LGCI : Un ficus…

Micheline : Parfaitement. Pour mettre dans son salon. Le mois d'après, elle attendait son bébé.

LGCI : Vous êtes en train de nous dire que Madame Dugenou est tombée enceinte suite à l'achat d'une plante verte…

Micheline : Ben oui, c'est joli un ficus, ça égaie. Tout l'amour qu'elle ne pouvait pas donner à son bébé, elle l'a donné à son ficus et je crois que ça lui a débloqué l'inconscient. Comme quoi, tout ça, c'est dans la tête.

LGCI : Hum… Micheline, je crois qu'on a bien avancé sur le sujet. On va s'arrêter là. Au nom de tous nos lecteurs, nous vous remercions pour votre passionnant éclairage. Merci infiniment de votre collaboration.

Micheline : Je peux rajouter une dernière chose ?

LGCI : Bien sûr Micheline, allez-y.

Micheline : Je voulais juste dire qu'en ce moment je fais moins 20 % sur les lavages de peau et moins 30 % sur les manucures. Venez nombreux…

Des grossesses comme les autres ?

Un jour, vous apprenez que Madame est enceinte. **Après des années de traitements, de doutes et de tristesse, enfin, vous l'avez, votre test de grossesse positif.** Vous vous sentez telle Rose sur la proue du Titanic, s'exclamant : « *I'm flying* » avant de rouler une pelle à Jack. Il ne manque plus que la musique irlandaise pour que le moment soit parfait.

Et puis, vous vous souvenez comment le réputé insubmersible (tu parles) a coulé à pic et comment tout s'est très mal fini pour Rose et Jack (surtout pour Jack d'ailleurs). Et là, vous êtes pris de terreur. Cette grossesse chèrement acquise vous semble si fragile. Tout pourrait s'arrêter si vite.

Être enceinte ne garantit pas que l'on va accoucher neuf mois plus tard d'un bébé en bonne santé. 15 à 20 % des grossesses se terminent par une fausse couche, la plupart du temps précoce (c'est-à-dire qu'elle a lieu durant le premier trimestre). Ce taux reste identique, que la grossesse soit spontanée ou qu'elle fasse suite à une technique d'AMP. Il s'agit d'une épreuve pour tout couple qui y est confronté (particulièrement pour la femme, puisque c'est dans son corps que cela se passe), mais plus la grossesse a été difficile à obtenir, plus cet « accident » (banal sur le plan médical) est vécu comme un drame. La plupart du temps, il s'agit d'un événement isolé (dont vous vous seriez bien passés) plutôt globalement encourageant sur vos chances de devenir parents (votre infertilité n'est pas si terrible puisqu'il y a eu grossesse). Au-delà de trois fausses couches consécutives, votre médecin vous prescrira un bilan pour tenter d'en déterminer les causes, mais il est assez fréquent qu'on n'en trouve aucune.

La fécondation *in vitro* augmente légèrement (4 % contre 1 % dans la population générale) les risques de grossesses extra-utérines (GEU, l'embryon s'implante en dehors de la cavité utérine, le plus souvent dans une des trompes de Fallope). Cela peut paraître étonnant dans la mesure où, lors du transfert, l'embryon est déposé directement à l'endroit où il est censé se développer (l'utérus donc), mais cela s'expliquerait par le fait que beaucoup de femmes qui ont recours à la FIV ont des trompes altérées. Preuve en est que les statistiques de GEU en cas d'infertilité d'origine masculine sont comparables à celles de la population générale.

Le début de la grossesse en AMP est plus suivi que lors d'une grossesse naturelle. Pour confirmer que vous êtes enceinte, on vous demandera de réaliser un premier dosage de ß-hCG (l'hormone de grossesse) même si vous pensez avoir vos règles. Ensuite, s'il est positif, 48 heures plus tard, on vous en demandera un deuxième afin de contrôler son évolution (le taux doit doubler pendant ce laps de temps).

Très vite, vous passerez une première échographie (entre quatre et six semaines de grossesse) qui permettra de s'assurer du bon déroulement de votre grossesse. Vous l'attendez avec impatience, cette échographie. Déjà, pour être sûrs que tout se passe normalement, mais aussi pour vous aider à réaliser un peu ce qui vous arrive. Et puis, c'est sans doute l'occasion de savoir combien ils sont là-dedans.

En AMP, le nombre de grossesses multiples est sérieusement augmenté par rapport à ce qui se passe dans la nature. Pour vous donner un ordre d'idée, le taux de grossesses gémellaires est aux alentours de 2 % dans la population générale contre 20 % en AMP. Les grossesses triples et plus sont elles aussi plus fréquentes même si elles restent rares. C'est pour ces raisons qu'au-delà de trois follicules, une IAC (ou IAD) doit être annulée et qu'on limite le nombre d'embryons transférés à deux, voire un, lors d'une FIV (dans certains cas bien particuliers, on peut aller jusqu'à trois, mais rarement au-delà).

Si, pour vous, l'idée d'avoir des jumeaux peut être une excellente nouvelle (d'une pierre deux coups, comme on dit), il en va autrement pour les médecins. Les grossesses multiples sont des grossesses à risques qui nécessitent un suivi particulier, notamment en raison du risque d'accouchement prématuré nettement plus important que pour les grossesses simples avec toutes les conséquences fâcheuses que cela peut avoir pour les bébés (problèmes respiratoires, neurologiques, visuels, etc.). Les risques de fausse couche, de mort fœtale, d'hypertension chez la mère et d'accouchement par césarienne sont également augmentés.

Quoi qu'il en soit, vous avez tout de même plus de chances de vivre une grossesse qui se passe bien que le contraire (même si cela nécessite parfois que vous passiez une partie de celle-ci en position allongée).

Malgré tout, à la joie d'attendre un enfant se mêlera sans doute l'angoisse de le perdre. Et si les visites chez votre obstétricien ou votre sage-femme vous rassureront un temps (un quart de seconde), vous ne vivrez sans doute pas ce qu'on pourrait appeler une grossesse sereine (mais les grossesses sereines existent-elles ?). Vous n'auriez pas cru cela possible, mais le temps va

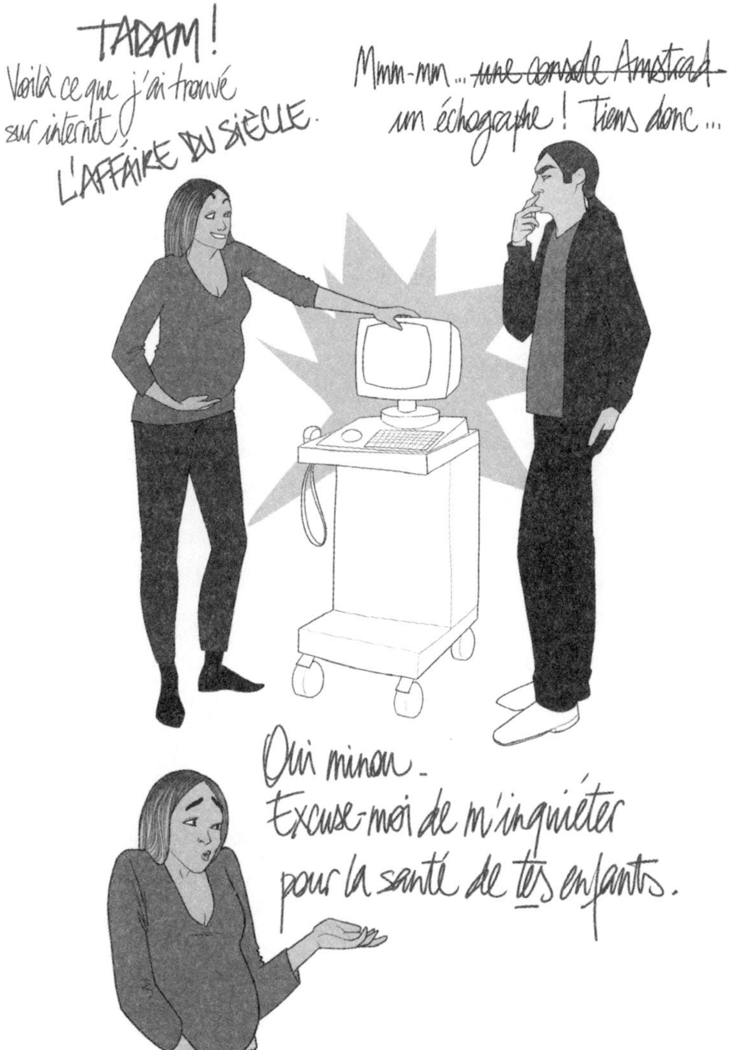
TADAM !
Voilà ce que j'ai trouvé sur internet ! L'AFFAIRE DU SIÈCLE.
Mmm-mm... ~~une console Amstrad~~ un échographe ! Tiens donc...
Oui minou. Excuse-moi de m'inquiéter pour la santé de tes enfants.

vous paraître encore plus long que pendant vos essais (du moins au début).

Pendant le premier trimestre, il faut dire qu'il ne se passe pas grand-chose. Certes, vous avez les seins un peu plus lourds que d'habitude, vous n'avez pas vos règles, vous êtes un peu plus fatiguée qu'à l'ordinaire, vous sentez parfois votre utérus tirailler, mais tous ces symptômes peuvent tout aussi bien s'expliquer par la prise de progestérone (vous savez, ce truc dégueulasse qui coule dans vos culottes et complique passablement votre vie sexuelle). Inutile de vous dire que vos nausées matinales (qui ont plutôt lieu le soir chez vous), vous les aimez (modérément tout de même). Vous avez investi dans du papier toilette blanc (sans motifs) afin de détecter la moindre trace de sang et de filer aux urgences gynécologiques les plus proches à la moindre alerte (sachez tout de même que la moindre perte de sang, si elle doit être prise au sérieux, ne signifie pas nécessairement fausse couche : il s'agit d'un phénomène assez fréquent pendant une grossesse, le col de l'utérus étant plus fragile et le sac pouvant se décoller légèrement). Au boulot, le papier toilette étant rose (une aberration, que font les représentants du personnel ?), vous avez décidé d'emmener le vôtre.

Pour vous, Monsieur, tout cela est encore plus abstrait. Vous avez hâte de voir le corps de Madame s'arrondir (ne vous inquiétez pas, ça va venir et parfois au-delà de vos espérances), de sentir le bébé bouger sous votre main. Heureusement, il y a les échographies qui vous permettent de rencontrer votre futur bébé. Toujours un grand moment d'émotion (d'ailleurs, vous avez versé une petite larme).

Après avoir été très entourés sur le plan médical pendant les traitements, vous allez réintégrer le circuit normal. Vous pouvez avoir l'impression d'être un peu lâchés dans la nature. S'inscrire à la maternité (surtout

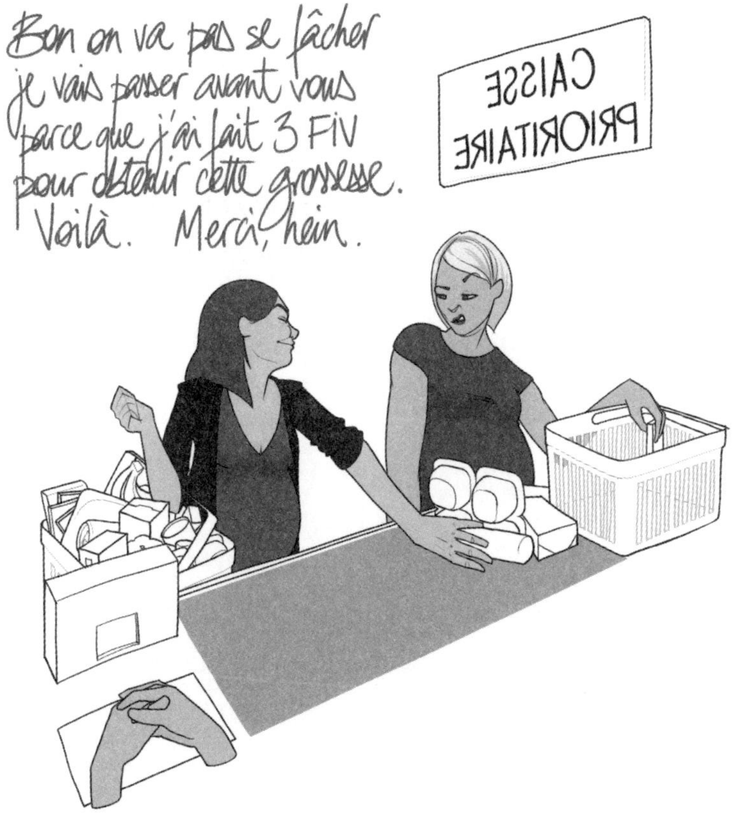
Bon on va pas se fâcher je vais passer avant vous parce que j'ai fait 3 FIV pour obtenir cette grossesse. Voilà. Merci, hein.
CAISSE PRIORITAIRE

en France), choisir l'obstétricien ou la sage-femme qui vous suivra, penser au mode de garde (pour avoir une chance d'avoir une place en crèche, mieux vaut s'y prendre très tôt), envoyer votre déclaration de grossesse à la Sécu et à la CAF (pour les Français), informer votre employeur… autant de situations qui vous semblent surréalistes. Et puis, il va falloir l'annoncer à votre entourage. Se pose alors la question de quand le dire. Faut-il attendre la fin du premier trimestre (on ne sait jamais) ? Faut-il au contraire conjurer le sort et en informer vos proches très vite ?

Petit à petit, cependant, l'idée qu'un bébé (ou deux ou plus) va venir bouleverser vos vies (et vos nuits) fait son chemin. Lentement, vous allez quitter vos habits d'infertiles pour revêtir ceux de futurs parents. Vos amis déjà parents se feront alors une joie de partager leur expérience.

La grossesse ?

Une horreur, tu vas voir, tu vas être malade comme un chien et après, ton bébé va te défoncer les côtes en bougeant. En plus, moi, j'ai pris trente-trois kilos et j'ai été constipée tout le long et puis mon ventre, je te raconte pas, c'est Guernica en pire.

L'accouchement ?

Je préfère pas t'en parler tellement ç'a été une boucherie, j'ai cru que j'allais mourir, en plus ma péridurale a pas fonctionné, j'ai tout senti. Et encore, je ne te raconte pas l'état de mon vagin après (non, merci, ne me raconte pas). Enfin, t'oublies tout quand on te pose ton bébé sur ta poitrine.

L'allaitement ?

Quoi, tu veux pas allaiter ? Mais tu sais, c'est quand même ce qu'il y a de mieux pour ton bébé. Si tu ne lui donnes pas le sein, il va avoir un cancer, toi aussi et vous allez mourir dans d'atroces souffrances. Variante : quoi, tu veux pas donner le biberon à ton bébé ? Mais c'est bon, on n'est pas des vaches, ça déforme les seins, ils vont ressembler à des gants de toilette. Et puis, c'est hyper-important que ton homme puisse échanger avec son bébé (oui, parce qu'un homme, ça ne peut pas donner un bain, changer une couche, porter, câliner, bercer), l'allaitement, c'est de l'esclavagisme.

Vous commencez à réaliser là, non ?

Être parents après l'AMP

ENFIN, IL EST LÀ. Philistin Junior dort paisiblement dans son transat (profitez-en, ça ne va pas durer) sous votre regard attendri. Vous êtes épuisés, déphasés, mais heureux. Faut dire qu'il est beau, Philistin Junior. Deux yeux, un nez, une bouche, deux bras, deux jambes, dix doigts et dix orteils. Rien à dire, il est parfait.

Commence une nouvelle vie de tétées (ce gosse est un ventre, il ne pense qu'à bouffer), de couches sales (mais comment est-il possible qu'un si petit être chie autant ?), de rototos (par rototo, tu veux dire vomi ?), de nuits courtes (j'ai des hallucinations, tu crois que c'est normal ?), d'angoisses (il respire ? Ah oui, ça va), de doutes (les petits oursons sur la couche, ils vont devant ou derrière ?), de larmes (oh mon Dieu, je crois que

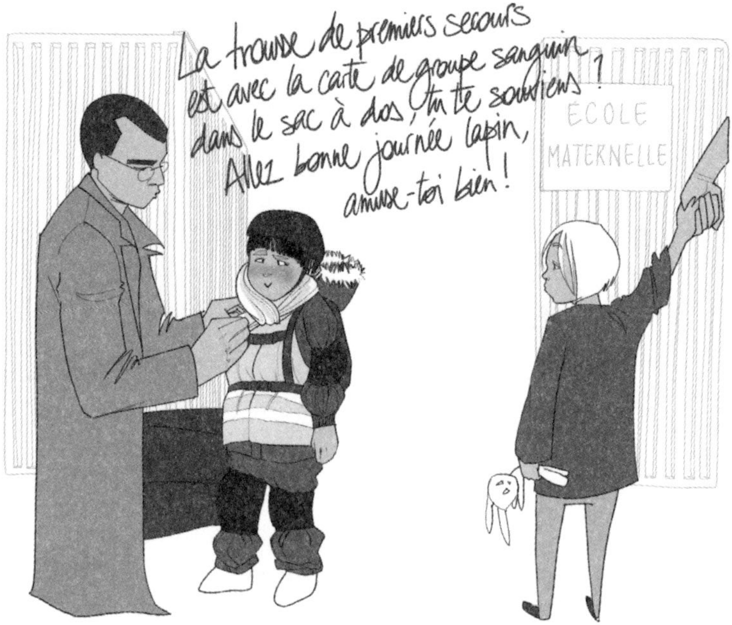
La trousse de premiers secours est avec la carte de groupe sanguin dans le sac à dos, tu te souviens ? Allez bonne journée lapin, amuse-toi bien !
ÉCOLE MATERNELLE

je suis la pire mère du monde), d'indignation (mais qui est le crétin qui a conçu cette poussette ?), de rires (viens, on va le prendre en photo pendant qu'il pousse, il est trop drôle), de compromis (OK, si je ne me lave qu'une fois par semaine, que je ne mange qu'un jour sur deux et que je prends des amphétamines pour pallier le manque de sommeil, je devrais pouvoir m'en sortir), de complicité (où qu'il est le bébé à son pôpa ? Il est làààààààà), de transmission (ça, tu vois, c'est le doudou de quand j'étais petite, non je ne te le donne pas, j'en ai besoin pour dormir), d'autorité (non, Philistin Junior, ce soir tu ne dors pas avec papa et maman, tu restes dans ton lit… Bon, OK, tu viens, mais c'est la dernière

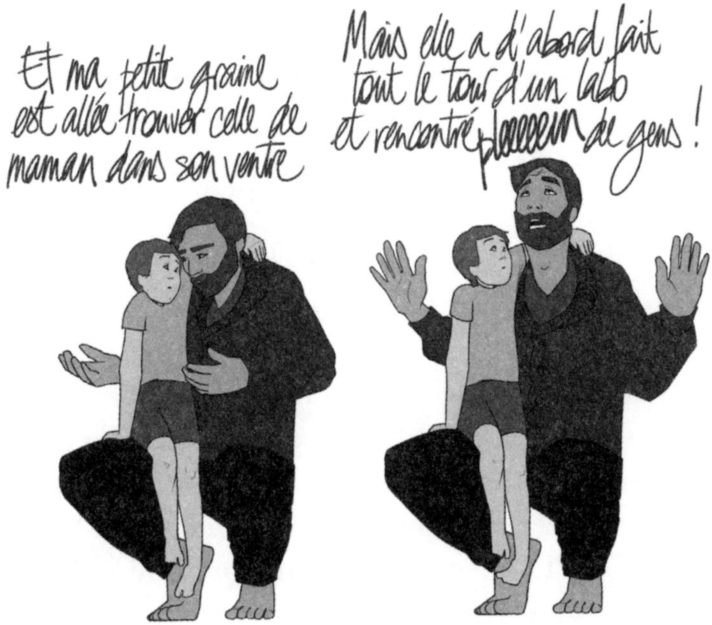
Et ma petite graine est allée trouver celle de maman dans son ventre
Mais elle a d'abord fait tout le tour d'un labo et rencontré pleeeein de gens !

fois), de questions existentielles (*sucette or not sucette?*), de questions très, très existentielles (chérie, tu crois qu'on pourra reprendre une vie sexuelle un jour?)… Bref, une vie de parents normaux.

Les pédopsychiatres auteurs de *Du désir à l'acte: les enfants de la procréation médicalement assistée* ont passé en revue plusieurs études sur le devenir des enfants conçus grâce à une AMP. Et le constat est sans appel: ils vont bien. Pire: la relation parents-enfants est jugée excellente. Certaines études concluent même qu'elle serait un poil meilleure que dans la population générale (et toc!). Une bonne nouvelle! Cela étant, les auteurs précisent que dans leur pratique, ils rencontrent tout de même des enfants en souffrance par rapport à leur histoire, ce qu'ils expliquent par la difficulté des parents à surmonter le traumatisme de leur stérilité ou infertilité.

Même devenus parents, certains couples ressentent encore de la honte par rapport à leur infertilité. Certains se demandent d'ailleurs s'il faut expliquer à l'enfant la façon particulière dont il a été conçu. En fait, **les enfants ont avant tout besoin d'entendre qu'ils ont été désirés.** Et en AMP, c'est le cas par définition (le contraire serait étonnant) et il est assez facile de présenter les IAC/D ou les FIV sous un jour positif. Par ailleurs, il n'est jamais facile pour des parents de trouver la meilleure manière d'expliquer comment on fait les bébés (« Ah oui, mais papa, ta graine, elle est rentrée comment dans le ventre de maman ? »). Pour bien faire, il vous faudra expliquer à la fois la méthode de conception naturelle et la méthode médicale. Si vous n'êtes pas certains de trouver les mots (« évidemment, avec des ovaires micropolykystiques et une oligoasthénotératospermie, la FIV ICSI était tout indiquée. Tiens, tu veux ton doudou ? »), il existe des livres pour enfants qui expliquent très joliment comment sont conçus les enfants en AMP (avec de l'amour, des graines et des gentils docteurs).

Histoires de dons

FAUT-IL DIRE À SON ENFANT qu'il a été conçu grâce à un don de sperme ou d'ovocytes ? C'est une décision que vous aurez à prendre en tant que parents. Les CECOS et autres banques de sperme choisissent un donneur ou une donneuse qui présente les mêmes caractéristiques physiques que vous (couleur de peau, d'yeux, de cheveux) et le même groupe sanguin afin que l'enfant « ressemble » à son parent non-géniteur.

Pendant longtemps, les CECOS (du moins une grande partie d'entre eux) ont conseillé aux parents de garder le secret autour des origines de l'enfant. L'argument majeur était que la conception ne regardait que le couple et pas l'enfant, et qu'il ne fallait pas créer de confusion entre le père social (celui qui élève l'enfant) et le « père » biologique (celui qui transmet ses gènes). Aujourd'hui, le discours a changé: la transparence est de mise. **Les psys mettent en garde contre les effets délétères des secrets de famille.** Par ailleurs, le risque que l'enfant l'apprenne par quelqu'un d'autre que ses parents (ami, membre de la famille) ou à l'occasion d'une analyse génétique (qui est de plus en plus utilisée par la médecine) n'est jamais nul. Apprendre ce genre de chose brutalement constitue un choc: un enfant peut se sentir trahi et perdre ses repères (ne parlons pas des effets psychologiques lorsque l'annonce est faite de façon tardive comme à l'adolescence ou à l'âge adulte). **Il est donc généralement conseillé d'en informer l'enfant simplement, quand il est petit, de façon à ce qu'il se construise avec cette donnée et l'intègre à son histoire.**

Dans les faits, la décision revenant toujours aux parents, peu d'enfants savent qu'un de leurs parents n'est pas leur géniteur. Mais là encore, les mentalités évoluent. De plus en plus de parents affirment qu'ils souhaitent expliquer à leur enfant comment il a été conçu. Ce qui est frappant, c'est qu'une partie des parents souhaitant garder le secret ont informé des membres de leur entourage qu'ils avaient eu recours à un don de sperme ou d'ovocytes, prenant ainsi le risque d'une indiscrétion tardive. Souvent, ce qui motive le secret, c'est la peur que l'enfant vive mal cette situation, qu'il aime moins le parent avec lequel il n'a pas de lien génétique, qu'il remette en cause l'autorité de celui-ci (t'es

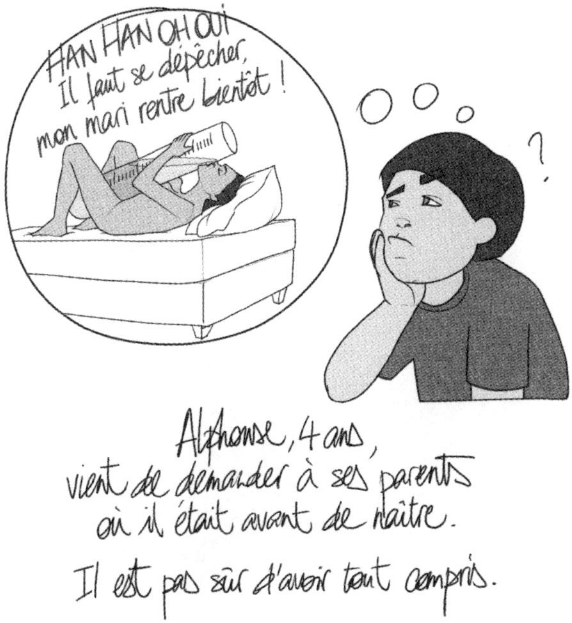
HAN HAN OH OUI
Il faut se dépêcher,
mon mari rentre bientôt !
?
Alphonse, 4 ans,
vient de demander à ses parents
où il était avant de naître.
Il est pas sûr d'avoir tout compris.

pas mon père !) et qu'il s'interroge sur l'identité de son donneur ou de sa donneuse.

En France, le don de gamètes est gratuit, volontaire et anonyme. Les enfants ne peuvent donc avoir aucune information concernant leur donneur. Or, depuis une dizaine d'années, de jeunes adultes expriment leur souffrance de ne pas pouvoir mettre un visage sur celui qui leur a transmis la moitié de leur patrimoine génétique. En 2004, a été créée l'association Procréation Médicalement Anonyme qui milite pour la levée de l'anonymat du don de gamètes au nom du droit de l'enfant à connaître ses origines. Elle repré-

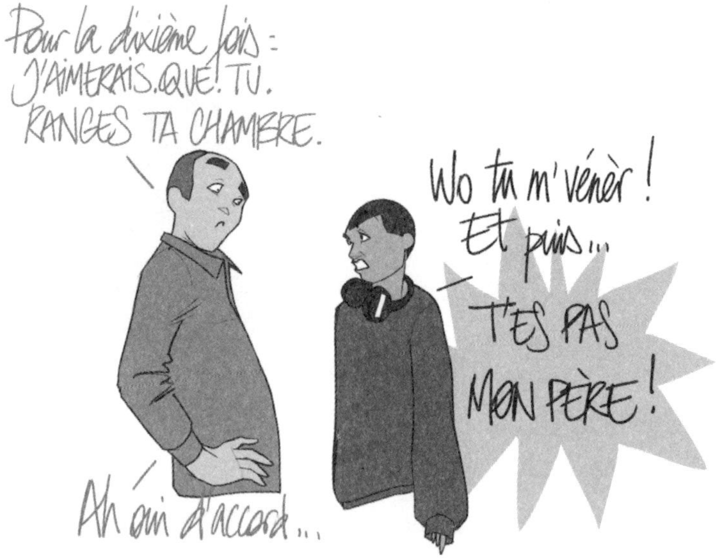
Pour la dixième fois :
J'AIMERAIS. QUE ! TU.
RANGES TA CHAMBRE.
Wo tu m'vénèr !
Et puis...
T'ES PAS
MON PÈRE !
Ah oui d'accord...

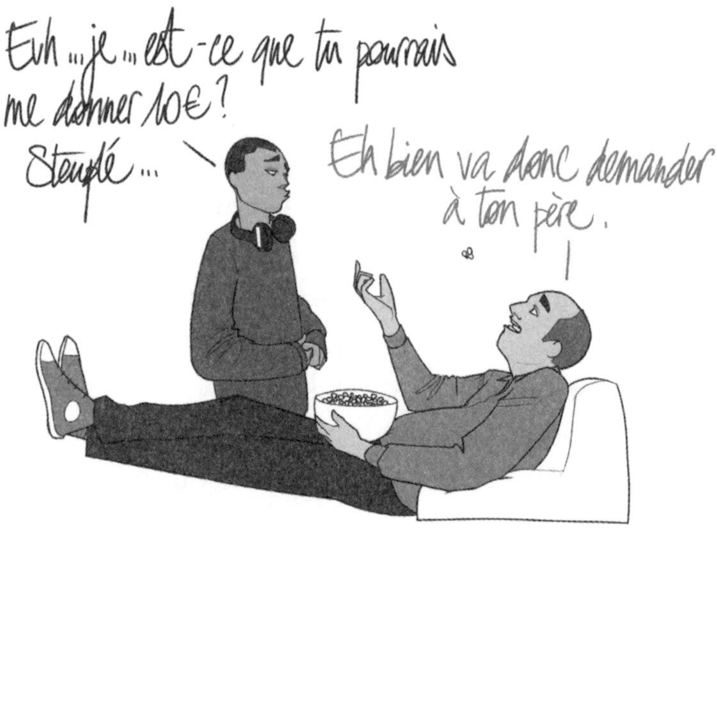
Euh... je... est-ce que tu pourrais
me donner 10€ ?
Steuplé...
Eh bien va donc demander
à ton père.

sente des donneurs, des parents, mais aussi des enfants issus d'un don de gamètes devenus adultes et souhaitant connaître l'identité de leur donneur. Il n'existe aucune étude en France sur le devenir des enfants issus d'un don. Impossible donc d'en déduire quelle proportion revendique son droit à connaître ses origines. Il est à noter que ces jeunes adultes ne se cherchent pas, pour la plupart, un « père » de substitution. Ils ont un père, celui qui les a élevés. Ils cherchent juste à connaître l'identité et les motivations de l'homme ou de la femme qui a génétiquement permis leur venue au monde. Ils sont d'ailleurs parfois soutenus par leurs parents dans cette démarche.

En Belgique, le don n'étant plus nécessairement anonyme, bien que cela reste la généralité, la question fait un peu moins de bruit qu'en France, tout en restant particulièrement sensible. Mais au final, que vous ayez eu recours au don de gamètes ou non, vous êtes parents. Les donneurs et les donneuses ne donnent pas un enfant, mais les cellules qui permettront éventuellement à un couple stérile d'en avoir. Il est probable que cet enfant que vous élevez, que vous aimez, que vous éduquez et qui n'a pas vos gènes finisse par vous ressembler. C'est de vous, et de vous seuls, qu'il a besoin pour grandir.

ADOPTION : L'AUTRE PAYS ~~DU FROMAGE~~ DE LA PARENTALITÉ

LES CENTRES D'AMP ont l'obligation de vous informer sur la possibilité d'adopter. C'est normal, déjà parce que la médecine ne réussit pas à venir en aide à tous les couples infertiles, mais aussi parce qu'adopter est une très belle façon de devenir parent. Les femmes qui adoptent disent souvent qu'elles ont porté leur enfant, certes pas dans leur ventre, mais dans leur cœur (ce qui fait d'ailleurs de très longues grossesses) et qu'au moment de le rencontrer, l'émotion a été si forte qu'elles ont eu l'impression d'accoucher.

L'adoption est une parentalité de cœur. Elle suppose que l'enfant aussi vous adopte : alors que vous l'attendez, le rêvez depuis longtemps, il n'en va peut-être pas de même pour lui. Il a une histoire qui a débuté sans vous et souvent de manière douloureuse (mort des parents biologiques, abandon, maltraitance...). Le changement de milieu (pays, langue, culture, alimentation...) que représente son adoption peut se révéler particulièrement angoissant pour lui. Il faudra vous montrer patients (ah tiens, ça faisait longtemps), à l'écoute et rassurants, laisser le temps à la relation de se nouer.

Les premiers mois peuvent être difficiles, l'enfant ne se laissant pas facilement approcher. Vous avez envie de le câliner, de le bisouiller, de le serrer, mais lui n'est pas toujours prêt à recevoir ces manifestations d'amour (surtout s'il a manqué d'affection dans la première partie de sa vie). Même s'il a été adopté bébé et n'en garde pas de souvenirs conscients, son histoire peut laisser des traces comme la peur de l'abandon, des troubles de l'attachement ou de l'agressivité. Cela étant, c'est avec vous qu'il construira désormais son avenir. C'est vous qui lui donnerez les repères et la sécurité nécessaires à son épanouissement.

Un jour, il se posera peut-être la question de ses origines. Il vous posera des questions auxquelles vous devrez répondre en fonction des informations dont vous disposez. Ne les anticipez surtout pas : c'est à lui de s'approprier son histoire, à son rythme.

Depuis quelque temps, on commence à lever le tabou sur les adoptions « ratées ». Alors que, dans la plupart des cas, l'adoption est réussie, les témoignages d'enfants et de parents pour qui elle a été un échec (ou vécue comme tel) permettent progressivement de la désacraliser. **La parentalité, que l'on soit adopté ou non, ne va jamais de soi. Ce sont vos enfants qui vous font devenir parents.**

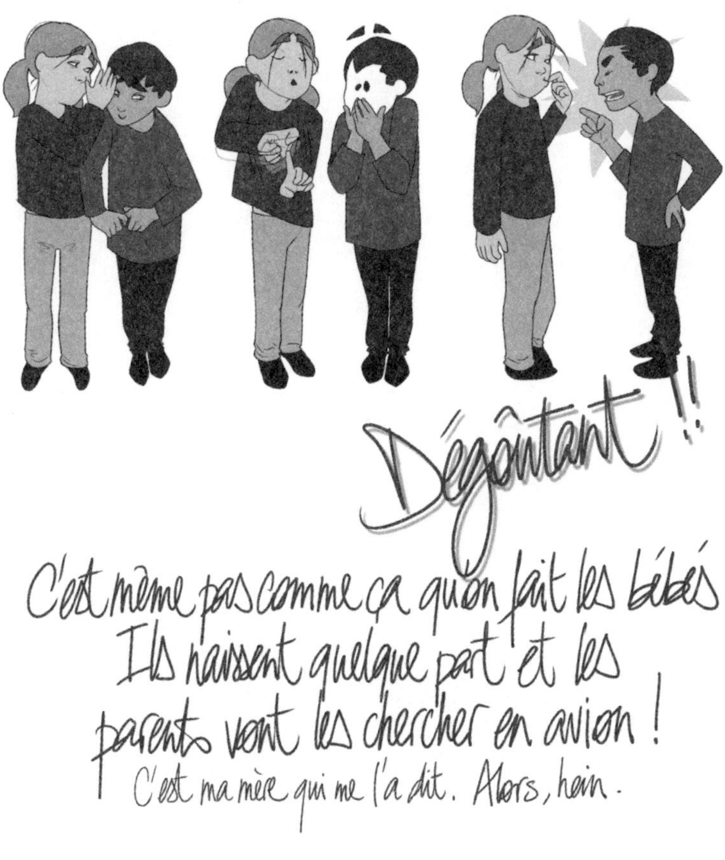
Dégoûtant !!
C'est même pas comme ça qu'on fait les bébés
Ils naissent quelque part et les parents vont les chercher en avion !
C'est ma mère qui me l'a dit. Alors, hein.

CONCLUSION

L'INFERTILITÉ **est un parcours semé d'embûches.** Vous qui étiez peut-être du genre à râler au moindre signe de file d'attente à la poste, vous avez appris la patience (on vous en a parlé, non ?). Parfois, quelqu'un de votre entourage vous dira : « Oh là là, vous êtes super-courageux, moi je n'aurais pas pu attendre si longtemps » et vous serez tentés de lui répondre qu'en même temps, vous n'aviez pas vraiment le choix, c'est pas comme si on vous avait demandé votre avis. Il n'empêche que c'est vrai, vous êtes super-courageux. Et même que les émissions de télévision où des gens doivent apprendre à se nourrir de vers vivants, de racines de plantes pas franchement comestibles et à se brosser les dents avec du sable sur une île déserte, c'est de la gnognotte à côté de ce que vous avez traversé.

Vous, vous avez appris à vous faire des injections en sous-cutané et même parfois en intramusculaire. Vous, vous avez traversé toute la ville au petit matin, blême, pour aller vous faire échographier endovaginalement ou vous palucher dans une salle glauque de « recueil » en feuilletant un magazine porno datant de la guerre froide. Vous, vous avez appris des mots très compliqués comme « hystérosalpingographie » ou « oligoasthénotératospermie » et même que vous êtes capables de les prononcer sans bégayer. Vous, vous avez fait cent fois les montagnes russes sans vomir votre pomme d'amour. Vous, vous avez appris à rester stoïque face aux remarques parfois désobligeantes du corps médical (« Hou là là, vous avez déjà 38 ans, vous êtes vieille ! ») et de vos proches (« Han, mais arrête d'y penser, ça viendra tout seul »). Vous, vous avez réussi à conserver un semblant de vie sexuelle et d'harmonie dans votre vie de couple, en dépit des crises de larmes et des bouffées de chaleur. Vous, vous avez renoncé à toute forme de pudeur (« Écartez bien les jambes, Madame ») tout en restant digne. Vous, vous avez enterré trois fois votre grand-tante (« Oui, mais elle était vraiment très, très malade ») et eu quinze dégâts des eaux pour justifier vos absences auprès de votre employeur et conserver votre emploi.

Alors, oui, **vous pouvez être fiers de vous.** Et quand Philistin Junior claquera la porte de sa chambre en hurlant « JE VOUS DÉTESTE » parce que vous aurez refusé de lui acheter un cheval pour ses 12 ans (en même temps, un cheval, ça prend de la place en appartement), vous vous souviendrez, émus, de tout le chemin parcouru et **vous vous direz que le jeu en valait vraiment la peine**.

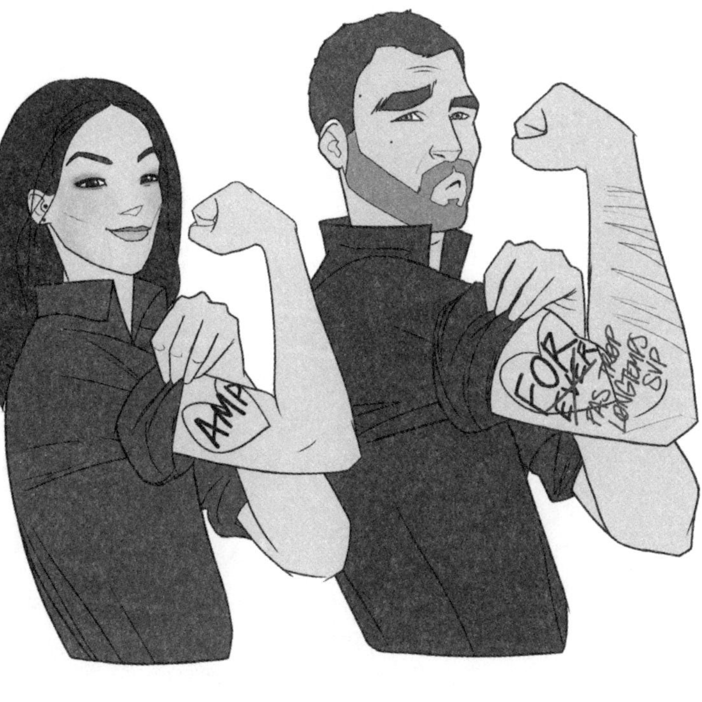

GLOSSAIRE

C'EST QUOI CE MOT ?

AMP (Assistance Médicale à la Procréation) (voir aussi PMA)

Ensemble des techniques permettant aux handicapés de la reproduction — les infertiles — de faire ce que d'autres font dans un lit, sur la banquette arrière de leur Clio ou dans les toilettes d'un bar : un enfant. En France, ces techniques sont principalement encadrées par les lois n° 2004-800 du 6 août 2004 et n° 2011-814 du 7 juillet 2011 relatives à la bioéthique. En Belgique, il s'agit surtout de la loi de juillet 2007 relative à la procréation médicalement assistée et à la destination des embryons surnuméraires et des gamètes. Il est à noter que l'AMP est particulièrement fertile (!) en nouveautés législatives et on ne compte plus le nombre d'arrêtés venant modifier ou compléter les lois en question.

Bilan gynécologique

Madame, c'est pour vous. Série d'examens auxquels vous devez régulièrement vous soumettre afin de vérifier que la tuyauterie fonctionne bien. C'est bien, ça occupe vos journées et ça met du suspense dans votre vie (« Oh mon Dieu, mais combien mesure mon endomètre ? »).

CECOS (Centre d'étude et de conservation des œufs et du sperme humains)

Lieu détenteur du Saint-Graal si vous avez besoin d'un don de sperme, d'ovocytes ou d'embryons. Il a deux missions : permettre à des couples stériles de pouvoir fonder une famille grâce au don de gamètes (spermatozoïdes et ovocytes) ou l'accueil d'embryons et la préservation de la fertilité chez les hommes et les femmes devant subir un traitement pouvant les rendre stériles (conservation du sperme et des ovocytes). Le terme CECOS est typique à la France, mais le principe est identique pour les banques de sperme et d'ovocytes, généralement situées dans des centres universitaires, en Belgique.

DPI (Diagnostic préimplantatoire)

Technique consistant à prélever une ou deux cellules sur un embryon obtenu par FIV afin de s'assurer qu'il n'est pas porteur d'une maladie grave ou mortelle transmise par ses parents.

Échographie endovaginale

Madame, c'est une échographie de votre intimité. Parfois, par pudeur sans doute, on l'appelle aussi échographie endopelvienne, mais ne vous faites pas avoir, on va quand même vous enfoncer une sonde dans la caverne. Cela permet de voir comment se portent vos ovaires et votre endomètre. Parfois, le gynécologue veut connaître votre réserve ovarienne et là, vous devez la faire à J3 (oui, vous avez bien compté). Monsieur, ne vous gaussez pas trop : un jour ou l'autre, vous devrez faire surveiller votre prostate.

Embryon (aussi appelé brybry sur les forums AMP…)

Nom donné pendant les deux premiers mois de grossesse au tas de cellules qui, vous l'espérez, deviendra un fœtus, puis un bébé.

Fausse couche

Se dit quand vous croyez avoir touché le Graal et que le Graal se fait la malle (on parle aussi d'avortement spontané). Elle est dite précoce lorsqu'elle survient pendant le premier trimestre de la grossesse (le plus souvent pendant les huit premières semaines) et tardive si elle se produit après ce délai. Quand vous en faites trois consécutives, on parle de fausses couches à répétition et il est alors vivement recommandé de passer des examens pour tenter d'en déterminer la cause.

FIV (Fécondation *in vitro*)

Dans un premier temps, on shoote Madame aux hormones puis, quand elle est bien mûre, on l'endort pour lui ponctionner un maximum de follicules (les sacs contenant les ovocytes). Ensuite, on met en fécondation les ovocytes avec les spermatozoïdes de Monsieur (ou d'un donneur). Quelques jours plus tard, on remet un ou deux embryons dans l'utérus de Madame (les autres, s'il y en a, seront congelés). En théorie… parce que même avec du sperme de compétition et un utérus trois étoiles, les chances de réussite tournent en moyenne (tous âges et causes d'infertilité confondus) autour de 22 %. Ça laisse songeur.

Fœtus

Nom donné au futur bébé après deux mois de grossesse. À ce stade, les organes sont formés.

Gamètes

Cellules sexuelles. Ce sont les spermatozoïdes chez l'homme et les ovocytes chez la femme.

GEU
(Grossesse extra-utérine)

Se dit d'une grossesse où l'embryon se prend pour Dora l'exploratrice et décide d'aller planter sa tente ailleurs que dans l'utérus (le plus souvent dans une des trompes de Fallope, mais cela peut aussi, extrêmement rarement, être au niveau de l'ovaire, dans le col de l'utérus, la vessie, le foie, la rate…). Il s'agit d'une urgence médicale car le risque d'hémorragie interne est important.

GPA (Gestation pour autrui)

Action consistant pour une femme à porter un enfant qui n'est pas le sien. À la naissance, la gestatrice (ou mère porteuse) remettra le bébé au couple dit d'intention. La GPA est interdite en France. En Belgique, elle n'est à ce jour ni réglementée, ni illégale.

Gynécologue

Celui ou celle par qui tout arrive. Celui ou celle à qui Madame va tout montrer, même des parties que son homme n'a jamais vues. Celui ou celle qui va devenir votre meilleur(e) ami(e) et vous permettra, dans le meilleur des cas, d'avoir un enfant. Dieu, en somme.

ß-hCG (hormone chorionique gonadotrope humaine)

Hormone sécrétée par le futur placenta (le trophoblaste) dès la nidation de l'œuf (même en cas de GEU). C'est elle qui vous permet de savoir si vous êtes enceinte, Madame. Elle peut être détectée soit grâce à des tests urinaires vendus en pharmacie, soit grâce à une prise de sang effectuée dans un laboratoire d'analyses médicales. La plupart des centres d'AMP vous demanderont de réaliser plusieurs prises de sang car elles permettent de doser votre taux et d'en vérifier la bonne évolution.

Hystérosalpingographie

C'est THE examen qui fait flipper les filles auxquelles

on prescrit un bilan d'infertilité. Il s'agit d'une radio du dedans de Madame qui permet d'examiner la cavité utérine et la perméabilité des trompes de Fallope. Pour ce faire, le radiologue injecte un liquide opacifiant via le col de l'utérus. Celui-ci doit se répandre dans l'utérus et les trompes. Les clichés radiographiques sont pris à ce moment-là. Parfois, ça fait mal et parfois non. C'est un peu la roulette russe.

ICSI (Intracytoplasmic Sperm Injection)

In English, please. En français, on parle de FIV avec micro-injection intra-cytoplasmique de spermatozoïde. Technique consistant à sélectionner un spermatozoïde (le plus beau) à l'aide d'un microscope et à l'injecter directement dans l'ovocyte. Pour le reste, cela se passe comme lors d'une FIV classique.

IMSI (Intracytoplasmic Morphologically selected Sperm Injection)

Toujours *in English.* Même principe que l'ICSI, mais en utilisant un microscope plus grossissant et permettant de sélectionner encore mieux les spermatozoïdes.

Infertilité

Incapacité pour un couple à concevoir un enfant après un an de rapports sexuels réguliers (sans contraception, on précise au cas où). On distingue infertilité et hypofertilité (les chances de concevoir naturellement sont faibles, voire très faibles, voire très très faibles) de la stérilité (les chances de concevoir naturellement sont nulles).

IAC (Insémination artificielle avec sperme du conjoint)

Technique consistant à injecter du sperme dans la cavité utérine à l'aide d'un cathéter au moment de l'ovulation. En général, mais pas obligatoirement, elle est précédée d'une stimulation ovarienne afin d'obtenir un, deux, voire trois follicules (mais jamais plus à cause du risque de grossesse multiple). Si l'insémination est réalisée avec du sperme de donneur, on parle d'IAD (insémination artificielle avec sperme de donneur).

J1

Premier jour du cycle menstruel et donc des règles. Bon, les femmes fertiles, quand elles ont leurs règles, elles disent : « J'ai mes règles. » À la rigueur, elles utilisent des expressions triviales du genre « j'ai mes reds », « y a les Anglaises qui débarquent » ou « les vilaines sont là ». La fille en AMP parle de J1. On est précis en AMP (ce qui veut dire que si vous, Madame, en êtes au quatrième jour de votre cycle, vous êtes à J4).

Lâcher-prise

Il paraît que pour tomber enceinte, il suffit de ne pas y penser. Oui, vous aussi, Madame, vous pouvez le faire. Même en vous injectant des hormones tous les soirs, en courant au laboratoire d'analyses médicales tous les deux jours dès potron-minet (à force, la secrétaire vous tape la bise) et pendant votre énième échographie endovaginale, ne pensez pas à pourquoi vous faites tout ça. Rhooo, c'est facile pourtant ! Plus sérieusement, le lâcher-prise est une attitude consistant à accepter l'idée que vous ne pouvez plus rien faire pour améliorer vos chances d'obtenir une grossesse. Vous vous en remettez donc aussi sereinement que possible à la médecine sans culpabiliser ni déprimer. Facile, on vous l'a dit.

Ovocytes

Cellules féminines de la reproduction. Normalement, un seul arrive à maturité à chaque cycle. À ce moment, il est expulsé du follicule où il a grandi, glisse le long d'une des trompes de Fallope et est prêt à être fécondé par un spermatozoïde. Il existe un flou artistique autour du terme ovule, non scientifique, qui désigne tantôt l'ovocyte arrivé à maturité, tantôt l'ovocyte à peine fécondé.

Paillette

Échantillon de sperme congelé (bah ouais, man, on n'est pas à Hollywood).

PMA (Procréation médicalement assistée) (voir aussi AMP)

Ancien terme en France pour désigner les techniques d'aide à la reproduction. Oui, il y a des gens qui se sont réunis et qui ont fait d'intenses efforts de réflexion pour en arriver à la conclusion que « AMP », c'était mieux que « PMA ». Et c'est vrai que ça change tout. Bref, quand on est *hype*, et vous l'êtes, on dit AMP. Notez qu'en Belgique, cette discussion n'a pas eu lieu, et on y parle toujours de PMA.

Spermatozoïdes

« Zozos » de leur petit nom forumesque (c'est y pas mimi ?). Cellules masculines de la reproduction. Normalement, l'homme en produit des dizaines, voire des centaines de millions par éjaculat tout au long de sa vie.

TEC (Transfert d'embryon(s) congelé(s))

Si vous avez de la chance, lors d'une FIV, vous aurez plus d'embryons qu'on ne pourra en placer dans l'utérus de Madame. S'ils sont beaux (selon les critères du biologiste), ils gagneront le droit de visiter les cuves d'azote liquide de votre centre d'AMP et de dormir au frais en vue d'une utilisation ultérieure (si votre FIV avec transfert d'embryon(s) frais n'a pas marché ou si vous souhaitez avoir un autre enfant). De plus en plus de centres utilisent la technique de vitrification (méthode de congélation extrêmement rapide, contrairement à la congélation classique). On parle alors de TEV (transfert d'embryon(s) vitrifié(s)).

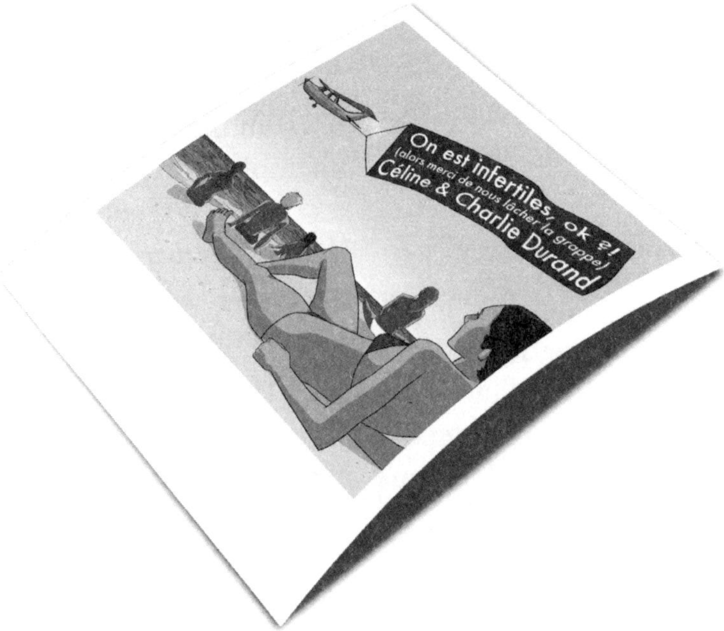
On est infertiles, ok ?!
(alors merci de nous lâcher la grappe)
Céline & Charlie Durand

POUR EN SAVOIR PLUS

Des livres

- BUTRUILLE, Christophe et Jean MIGUEL. *Le Guide de la fécondation in vitro*. Paris, Albin Michel. 2003.
- CLÉMENT, Jean-Loup. *Mon père, c'est mon père. L'histoire singulière des enfants conçus par Inséminations Artificielles avec Donneur.* Paris, L'Harmattan. 2012.
- COHEN, Brigitte-Fanny. *Un bébé mais pas à tout prix. Les dessous de la médecine de la reproduction.* Paris, JC Lattès. 2001.
- COLLECTIF. *Un possible enfant. Témoignages.* Paris, Éditions Télémaque. 2010.
- FRYDMAN, René, Muriel FLIS-TREVES et Nelly FRYDMAN. *Un enfant enfin...* Paris, Hachette Santé. 2011.
- LAZARATOU, Hélène et Bernard GOLSE. *Du désir à l'acte: les enfants de la procréation*

médicalement assistée (PMA). La Psychiatrie de l'enfant 2/2006 (vol. 49), pp. 573-599.

- PULMAN, Bertrand. *Mille et une façons de faire des enfants. La révolution des méthodes de procréation.* Paris, Calmann-Lévy. 2010.

Des associations et des sites d'information

Association de soutien AMP

- Association Maia

www.maia-asso.org

Association de soutien et d'information aux couples infertiles qui ont recours à l'AMP, la GPA et l'adoption.

- Association DES France

www.des-france.org

Association qui accompagne les femmes exposées *in utero* au Distilbène.

- Association française de lutte contre l'endométriose Endo-France

www.endofrance.org

- Association des enfants du don (ADDED)

www.added.fr

Association de soutien et d'information aux enfants nés d'un don de gamètes ou d'embryons.

- Association Procréation médicalement anonyme

www.pmanonyme.asso.fr

Association militant pour la levée (strictement encadrée) de l'anonymat autour des dons de gamètes en France.

- Collectif BAMP

www.bamp.fr

Blog d'information et de partage à propos de l'AMP.

Associations relatives à l'adoption

- Enfance et Famille Adoption (EFA)

www.adoptionefa.org

Fédération d'associations accompagnant les couples adoptants dans leurs démarches.

- Site officiel sur l'adoption

www.adoption-gouv.fr

Site gouvernemental français sur l'adoption.

Sites d'information AMP

- FIVFrance

www.fivfrance.com

Site d'information sur les différentes techniques d'AMP.

- Natisens

www.natisens.com

Site d'information sur les différentes techniques d'AMP.

- Centre de PMA du CHU Saint-Pierre

www.fivette.be

Site d'information particulièrement clair à propos de la prise en charge AMP en Belgique.

- Assistance médicale à la procréation

www.procreationmedicale.fr

Site d'information sur l'AMP de l'Agence de la biomédecine.

- Don de sperme et d'ovocytes

donneurdebonheur.agence-biomedecine.fr

Site de sensibilisation au don de gamètes de l'Agence de la biomédecine.

- Fédération des CECOS

www.cecos.org

- La passerelle

la--passerelle.pagesperso-orange.fr

Site d'information et de témoignages sur l'AMP. Il n'est plus actif, mais est toujours consultable.

- Femme sans enfant

femmesansenfant.com

Le blog de Catherine-Emmanuelle Delisle, une jeune femme québécoise infertile et célibataire qui a voulu montrer qu'une vie heureuse en dehors de la maternité est possible, qu'on l'ait choisie ou non.

REMERCIEMENTS

Merci à Aurélie, qui a été la première à croire en ce projet à un moment où l'on entendait surtout que le concept était super… mais trop tabou.

Merci à Xavier Vanvaerenbergh, des éditions Ker, pour avoir redonné vie à ce livre (c'est notre côté fayot). C'est un plaisir de travailler avec quelqu'un d'aussi passionné et exigeant que lui. Merci de nous avoir aidées à enrichir *Le Guide de suvrie à l'usage des couples infertiles*. Et merci à Julie de nous avoir sauvées d'une couverture jaune (hum).

D'Audrey Leblanc

Merci à mon homme Olivier. Je serais prête à refaire le même chemin si c'est avec toi.

Merci à ma famille et à mes amis d'avoir respecté nos choix sans les juger, d'avoir pris le temps de l'écoute et de la compréhension. Merci à mes copines de galère, Laura, Solveig, Audrey et Virginie parce que l'AMP, c'est aussi l'occasion de faire de très belles rencontres.

Merci à notre Monsieur X, à tous les donneurs de sperme et à toutes les donneuses d'ovocytes. Il n'y a pas de mots pour rendre compte de la beauté et de l'importance de votre geste.

Merci à Siloé d'avoir embelli ma vie et raccourci mes nuits.

D'Audrey Malfione

Merci à mes « petits chats » de la page 209, c'est vous qui me donnez envie d'avoir des enfants.

Merci à mes sœurs, à Audrey, à Élise, à Pauline, à Ludivine, à Juliette, à Benjamin et Émilie, à Thomas et Mélissa, à Fred.

Merci à l'homme qui partage ma vie et mes emmerdes. Sans lui, tout *ça* n'en aurait pas valu la peine.

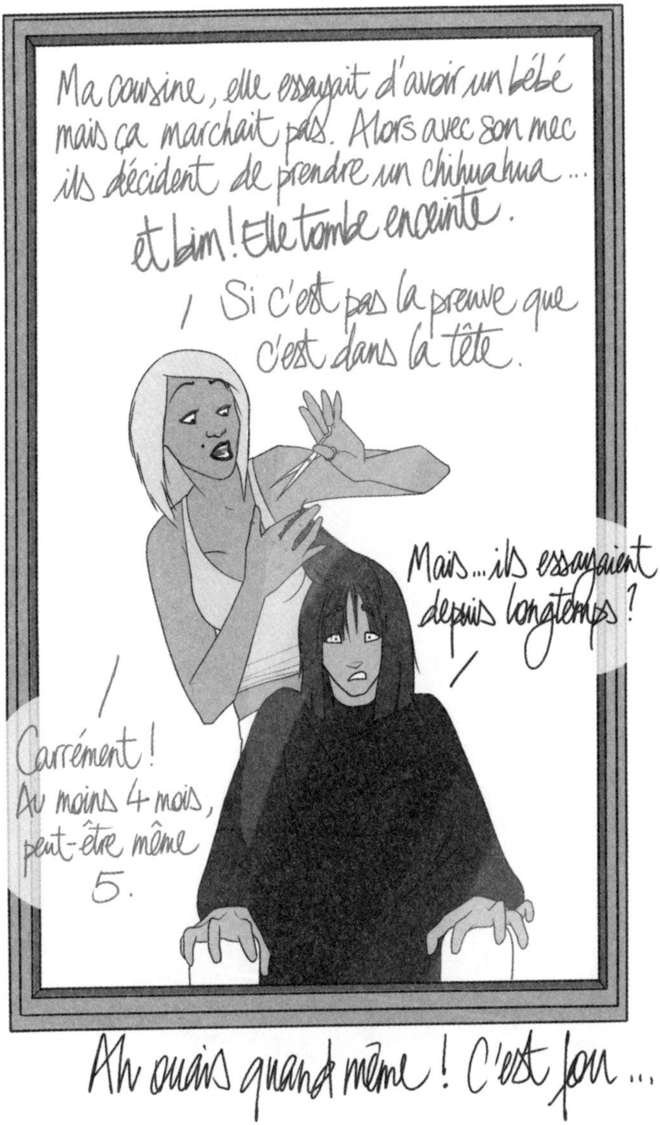

Ma cousine, elle essayait d'avoir un bébé mais ça marchait pas. Alors avec son mec ils décident de prendre un chihuahua... et bim ! Elle tombe enceinte.
Si c'est pas la preuve que c'est dans la tête.
Mais... ils essayaient depuis longtemps ?
Carrément ! Au moins 4 mois, peut-être même 5.
Ah ouais quand même ! C'est fou...

Table des matières